U0300970

经肛全直肠系膜切除术
Transanal Total Mesorectal Excision

主　审　汪建平　王　杉

主　编　康　亮

副主编　肖　毅　申占龙　张　宏

编　者　（以姓氏笔画为序）

王　权	吉林大学附属第一医院	庞　婷	中山大学附属第六医院
王　颢	海军军医大学长海医院	孟晓春	中山大学附属第六医院
申占龙	北京大学人民医院	胡健聪	中山大学附属第六医院
丛进春	中国医科大学附属盛京医院	胡焕新	中山大学附属第六医院
冯　波	上海交通大学附属瑞金医院	侯煜杰	中山大学附属第六医院
任明扬	川北医学院附属南充中心医院	徐　庆	上海交通大学附属仁济医院
刘小银	中山大学附属第六医院	郭学峰	中山大学附属第六医院
刘广健	中山大学附属第六医院	黄　亮	中山大学附属第六医院
阮　蕾	中山大学附属第六医院	曹　键	北京大学人民医院
李　丽	中山大学附属第六医院	曹务腾	中山大学附属第六医院
肖　毅	北京协和医院	康　亮	中山大学附属第六医院
张　宏	中国医科大学附属盛京医院	童卫东	陆军特色医学中心
张兴伟	中山大学附属第六医院	曾子威	中山大学附属第六医院
陈远光	广州医科大学附属第一医院	靳三庆	中山大学附属第六医院
武爱文	北京大学肿瘤医院	蔡永华	中山大学附属第六医院
罗双灵	中山大学附属第六医院		

绘　图　康红娇　中山大学

人民卫生出版社

·北　京·

图书在版编目（CIP）数据

经肛全直肠系膜切除术 / 康亮主编 . —北京：人
民卫生出版社，2022.3
　ISBN 978-7-117-32800-5

　Ⅰ.①经…　Ⅱ.①康…　Ⅲ.①直肠 —肠系膜 —切除术
Ⅳ.①R657.1

　中国版本图书馆 CIP 数据核字（2022）第 006953 号

人卫智网	www.ipmph.com	医学教育、学术、考试、健康， 购书智慧智能综合服务平台
人卫官网	www.pmph.com	人卫官方资讯发布平台

经肛全直肠系膜切除术

Jinggang Quanzhichang Ximo Qiechushu

主　　编：康　亮
出版发行：人民卫生出版社（中继线 010-59780011）
地　　址：北京市朝阳区潘家园南里 19 号
邮　　编：100021
E - mail：pmph @ pmph.com
购书热线：010-59787592　010-59787584　010-65264830
印　　刷：北京华联印刷有限公司
经　　销：新华书店
开　　本：889×1194　1/16　　印张：8
字　　数：242 千字
版　　次：2022 年 3 月第 1 版
印　　次：2022 年 4 月第 1 次印刷
标准书号：ISBN 978-7-117-32800-5
定　　价：128.00 元

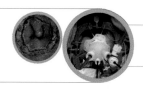

自 20 世纪 80 年代以来,结直肠外科学得到了高速的发展,各种新技术、新理论如全直肠系膜切除术、双吻合器吻合技术、腹腔镜手术、经自然腔道手术等纷纷涌现,尤其是在 21 世纪初以来,美国的 Sylla 教授等人成功将经自然腔道手术、腔镜技术以及全直肠系膜切除术等理论与技术有机结合应用于直肠癌手术后,由于能成功破解原有手术方式难以解决的因骨盆限制而不能显露的低位直肠病灶问题,经肛全直肠系膜切除术迅速成为国内外结直肠外科学者最关注的热点问题之一,方兴未艾。

本书的作者们都是国内结直肠外科学界的青年才俊,他们团结在一起,以年轻人的热情,为该术式在我国的发展、规范、推广应用等方面做了大量的工作。因为与国际上同行有着充分的交流,且思想开放,他们以严谨求实的现代科学思维,稳步推进临床新技术在学界的发展。基本与国际上同步进行相关临床实践与研究,在国内掀起了科学开展新技术的浪潮。且在部分研究领域引领着行业的发展,在国际上展示了不容忽视的中国力量。

该手术在国内的发展已近 10 年,为了更好地将他们的经验总结成文,向更多的结直肠外科医生分享他们的成果,由康亮教授牵头,协同国内相关中青年一众专家共同编著国内第一本关于经肛全直肠系膜切除术的专业书籍。本书既从解剖学、组织胚胎学等角度详细阐述了该手术诞生的背景及理论基础,又囊括了该手术的各个环节,以大量精美高清的手术图片和视频展示了手术过程,图文并茂,给读者更快、更好地掌握该技术带来极大的帮助。术中更进一步涵盖了由该术式创新拓展的其他经肛腔镜术式,部分术式尚未见报道,体现了我国中青年结直肠外科医生积极进取和勇于探索的精神。

本书是国内年轻的结直肠外科医生在攀登医学高峰上共同心血的结晶,我深信它不仅有利于国内同行快速掌握该手术的技术细节,更重要的是,它对该技术在结直肠外科领域的拓展会带来积极深远的影响,从而引领经肛腔镜外科迈向一个蓬勃发展的时代。

汪建平
2021 年 12 月于羊城

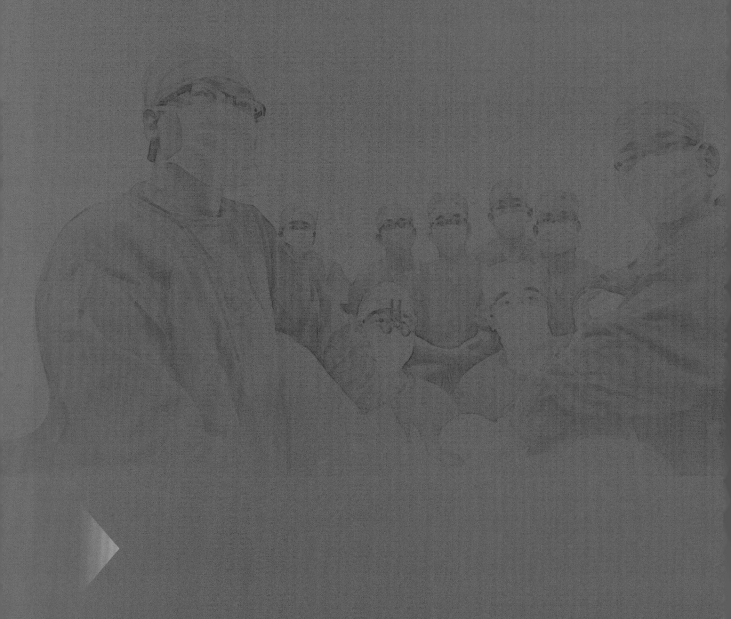

TRANSANAL TOTAL MESORECTAL
EXCISION

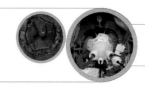

随着腹腔镜技术在20世纪90年代应用于治疗结直肠疾病，这种微创技术理念在结直肠外科中得到日益普及，广大外科医生在临床工作中尽可能将这种理念实施到极致，经自然腔道手术因为避免了对腹壁形成损伤，体表没有切口，术后疼痛轻微，给病人带来极大的心理安慰，利于病人的术后快速康复，是一种理想的手术方式。而对于结直肠外科医生来说，在处理涉及低位直肠的疾病时，由于骨盆骨性结构导致的狭小空间及周围器官的影响，传统经腹及其他手术入路难以解决术中的显露问题，从而难以精准地切除病灶，导致要么疾病术后残留复发，要么外科医生为了确保完全切除病灶而不得不扩大切除范围，从而增大了创伤甚至损失相应脏器的功能。经肛入路由于能很好地解决以上问题，自从出现后十余年来，结合经肛入路、腔镜技术及自然腔道理念的经肛全直肠系膜切除术(taTME)治疗直肠癌成为了结直肠外科的临床热点，而且由此衍生出来的经肛腔镜下处理低位直肠肛管疾病的适应证越来越多，俨然有形成细分学科之趋势。

由于该手术入路对于众多结直肠外科医生而言尚属陌生，且与传统手术入路迥异的操作环节对外科医生技术上的要求也高于传统手术，因而完全掌握该类手术的学习曲线远较传统手术较长。为了帮助广大结直肠外科医生能更好、更快地掌握经肛腔镜手术的技术核心环节，活跃在国内结直肠外科学界的中青年外科医生总结自身的临床经验，结合与国际上同行密切交流的体会，共同撰写了该部著作。

本书基于编者们的一线临床工作，采集了大量的术中图片及视频，内容丰富、图文并茂，并在理论上有所提炼，基于临床又超越临床，是国内第一本经肛全直肠系膜切除术的书籍。势必对广大专科医生在理解及掌握该新技术、新理念会有较大的帮助。

"纸上得来终觉浅，绝知此事要躬行"，以陆游先生的诗句和读者们共勉。期望读者们在理解掌握了本书知识之后更进一步，积极应用于临床实践工作中，以更加理想、合理的方式解决临床问题，为病人解决疾患痛苦，为人类健康事业砥砺前行。

康　亮
2021年12月

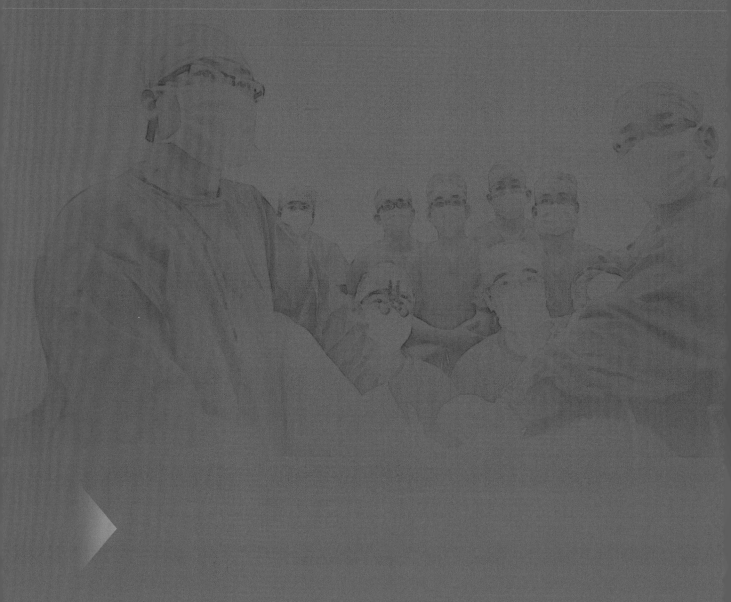

TRANSANAL TOTAL MESORECTAL
EXCISION

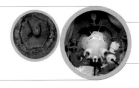

目录

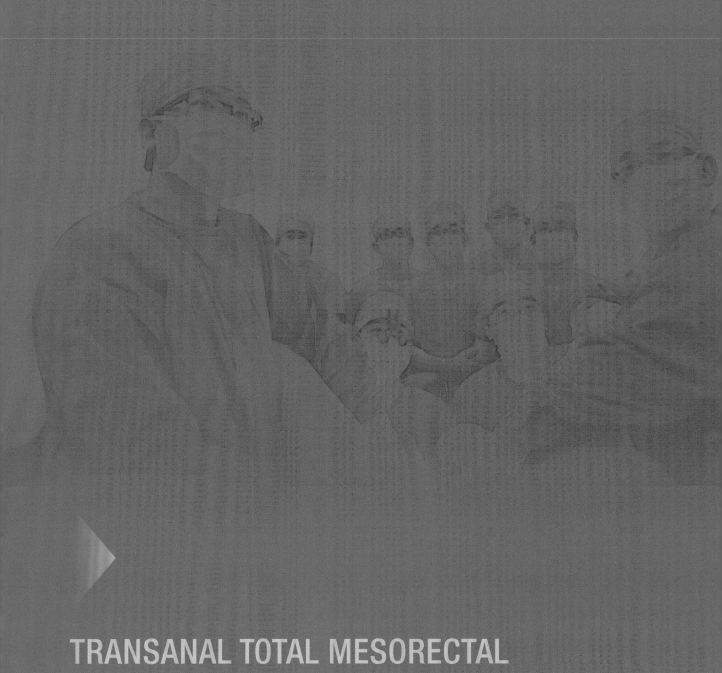

TRANSANAL TOTAL MESORECTAL
EXCISION

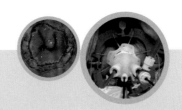

第一章

经肛全直肠系膜切除术发展的历史与沿革

第一节 绪 论

直肠癌是最常见的消化道肿瘤之一。目前针对直肠癌的治疗方法有很多,但根治性手术切除仍为直肠癌治疗的最重要手段。自 1739 年第 1 例文字报道的直肠癌手术开始,经过约 170 年的探索,1908 年,Miles 提出中低位直肠癌手术的经腹会阴联合且完整"en-bloc"切除理念,这种将肿瘤与潜在可能转移的周围组织一并切除的手术很大程度地提高了肿瘤的治疗效果。但由于经腹会阴联合切除手术在切除肿瘤的同时切除了肛门,严重影响了病人的生活质量。因此,人们开始研究在保证肿瘤根治的前提下,探索各种类型保功能的手术。

自从 1982 年 Heald 等报道全直肠系膜切除术(total mesorectalexcision,TME)的临床经验后,该原则已成为中低位直肠癌手术的金标准。TME 原则主要包括在盆筋膜脏壁两层之间锐性分离,确保盆筋膜脏层(直肠深筋膜)的完整性。TME 不但使肿瘤根治疗效显著改善,盆腔局部复发的概率大大降低,术后生存期较之前明显延长,同时,为保留肛门括约肌及泌尿生殖神经提供了更大的可能性,因而改善了病人的排便及生殖排尿功能,提高了生存质量。1991 年,Jacobs 等首先将腹腔镜技术应用于肠癌手术,由于腹腔镜下术野能放大 3~4 倍,外科医生能将神经等细节看得更清楚,具备微创和快速康复的优点,对 TME 手术有一定程度上的帮助,因此很快得到外科医生的认可。

然而,对于一些男性、肥胖和骨盆狭窄的中下段直肠癌病人,无论是开腹还是腹腔镜手术,这一"自上而下"的手术方式都存在手术视野显露困难的问题,由于骨盆为上宽下窄的漏斗样形状,越到盆底空间越狭小,且男性骨盆较女性更窄而长,手术器械在狭小的远端盆腔内难以操作,盆腔结构显露困难,遇有体重指数(body masss index,BMI)过高、肿瘤体积大的病人时操作更为困难,由此导致直肠系膜切除不完整、环周切缘(circumferential resection margin,CRM)阳性、远切缘不足或者过多等风险。对于这类所谓"困难骨盆"的病人,要完成高质量的 TME 手术存在巨大困难。为克服以上挑战,外科医生一直在寻找新的方法。

近年来,不少学者开始探索经肛门这一距离肿瘤最近的"自下而上"的手术方式来解决这一难题。德国的 Buess 等于 1980 年创立了经肛门内镜显微手术(transanal endoscopic microsurgery,TEM)理念并研发成功相应设备,目前在治疗 I 期直肠癌方面,有大量数据表明 TEM 能达到与根治手术相同的治疗效果。

TEM 在切除肿瘤的同时保留了直肠功能,但因适应证狭窄及操作困难限制了其发展。后来 Atallah 等于 2010 年报道的经肛门微创手术(transanal minimally invasive surgery,TAMIS)亦有异曲同工的效果,该术式无需使用专用设备,仅用单孔穿刺器和现有腹腔镜器械即可施行手术,具有简便易行的优点。在 TEM 技术应用后的 1994 年,美国的 Wilk 提出了经自然腔道进行手术的理念,医生应用内镜经自然腔道进入到腹腔,在空腔脏器外进行操作(natural orifice transluminal endoscopic surgery,NOTES),NOTES 在提出之后的 10 余年间仅仅是一种概念性的尝试。直到 2007 年,法国斯特拉斯堡大学医院 Marescaux 小组使用胃镜经阴道完成世界首例腹部无瘢痕的胆囊切除术。然而,由于器械的局限、操作的困难以及理念的限制,一直没有得到很好的开展。

近年来,综合以上数种理念的融合,经肛全直肠系膜切除术(transanal TME,taTME)治疗中低位直肠癌应运而生,并在短短的时间内得到国际同行的认可。研究者们首先在动物和人尸体上进行了大量的前期研究:2007 年,Whiteford 等率先使用 TEM 平台在人尸体中探索了经自然腔道根治性乙状结肠切除的可行性。随后,Sylla 等将经肛乙状结肠 + 直肠切除和经胃内镜辅助联合,完成了多例左半结肠游离,证实了经肛的手术方法能够安全有效地完成游离脾曲和血管结扎。2010 年,Sylla 等率先于临床开展基于 TEM 平台的直肠癌 taTME,手术在腹腔镜辅助下顺利完成,术后无并发症。同年陈远光等在国内首次报道成功为一位 47 岁合并左侧游走肾的男性病人实行了腹腔镜辅助 taTME,该例也是在国际上男性直肠癌应用 taTME 的首次报道。2011 年,Gaujoux 等报道了使用 2 个单孔完成 TME(1 个孔为经造口位置腹腔经辅助,另一个孔为经肛门置入 TEM 手术平台)和部分内括约肌切除的病例。2013 年,张浩等基于 TAMIS 平台,使用常规腹腔镜器械完成了国际第 1 例完全经肛门全直肠系膜切除术(pure taTME),并取得了良好的近期疗效。由于该手术很好地解决了结直肠外科医生在处理中低位直肠癌面对的困境,自 2010 年首次报道至今 10 余年间,全世界对该术式的临床开展方兴未艾,相应报道的病例数呈几何倍数增加,并得到了外科界的广泛认可,但长期疗效结果到底如何,我们拭目以待。目前笔者所在单位牵头联合国内 10 余家医院,正在进行前瞻性多中心随机对照临床研究,期待其结果能够为 taTME 手术提供高级别的循证医学证据。

(康　亮　汪建平)

参 考 文 献

［1］BRAY F, FERLAY J, SOERJOMATARAM I, et al. Global cancer statistics 2018: GLOBOCAN estimates of incidence and mortality worldwide for 36 cancers in 185 countries [J]. CA: a cancer journal for clinicians, 2018, 68 (6): 394-424.

［2］HEALD R J, HUSBAND E M, RYALL R D. The mesorectum in rectal cancer surgery—the clue to pelvic recurrence？ [J]. The British journal of surgery, 1982, 69 (10): 613-616.

［3］SYLLA P, RATTNER DW, DELGADO S, et al. NOTES transanal rectal cancer resection using transanal endoscopic microsurgery and laparoscopic assistance [J]. Surgical endoscopy, 2010, 24 (5): 1205-1210.

［4］ZENG Z, LIU Z, HUANG L, et al. Transanal Total Mesorectal Excision in Mid-Low Rectal Cancer: Evaluation of the Learning Curve and Comparison of Short-term Results With Standard Laparoscopic Total Mesorectal Excision [J]. Diseases of the colon and rectum, 2021, 64 (4): 380-388.

［5］KANG L, ZENG Z, LUO S, et al. Transanal vs laparoscopic total mesorectal excision for rectal cancer: a multicenter randomized phase Ⅲ clinical trial (TaLaR trial) protocol [J]. Gastroenterology report, 2021, 9 (1): 71-76.

［6］ROUANET P, MOURREGOT A, AZAR CC, et al. Transanal endoscopic proctectomy: an innovative procedure for difficult resection of rectal tumors in men with narrow pelvis [J]. Diseases of the colon and rectum, 2013, 56 (4): 408-415.

［7］ZHANG H, ZHANG Y S, JIN X W, et al. Transanal single-port laparoscopic total mesorectal excision in the treatment of rectal cancer [J]. Tech Coloproctol, 2013, 17 (1): 117-123.

［8］DENK P M, SWANSTRÖM L L, WHITEFORD M H. Transanal endoscopic microsurgical platform for natural orifice surgery [J]. Gastrointest Endosc, 2008, 68 (5): 954-959.

［9］ATALLAH S, ALBERT M, LARACH S. Transanal minimally invasive surgery: a giant leap forward [J]. Surg

Endosc, 2010, 24 (9): 2200-2205.

[10] 罗双灵, 康亮. 经肛腔镜手术 / 经肛 TME 的国际进展和质量数据 [J]. 中国医刊, 2019, 54 (1): 4.

[11] 康亮, 汪建平. 经肛门全直肠系膜切除术在中国直肠癌手术中应用的现状与发展趋势 [J]. 中华胃肠外科杂志, 2016, 19 (8): 4.

第二节　经肛全直肠系膜切除术发展的现状与前景

　　taTME 作为一项基于腹腔镜平台的新兴微创技术, 在直肠癌根治性手术中的应用受到了广泛的关注。腹腔镜直肠癌根治术在大规模临床应用以前进行了多项临床研究, 论证其安全性及肿瘤学疗效。这些临床研究采用的质控标准可以作为评价 taTME 手术质量的参考。自 2010 年首次个例报道始, 短短的 10 余年时间, 经历了从个例报道到小样本的临床经验, 从回顾性单中心数据到多中心数据回顾性总结, 从单一回顾性病例研究到正在进行的单或多中心前瞻性随机对照研究, 从手术方式及步骤优化到学习曲线的研究。结直肠外科学界掀起了一股对于这个回归到最开始的手术入路——经肛进行直肠癌根治性手术临床研究的热潮。但由于其手术操作的复杂性, 较长的学习曲线以及手术入路的特异性, 对于 taTME 安全性及肿瘤学疗效评价是目前外科医生亟待解决的问题。

　　目前经肛全直肠系膜切除术 (taTME) 是否会增加吻合失败的风险尚无定论。近年来, 随着保留肛门括约肌手术的广泛开展, 吻合口并发症的总发生率也在逐渐增加。通常情况下, taTME 由于需要切断直肠并开放直肠的远侧端, 故 taTME 手术一般无法实施经典的双吻合技术 (double stapling technique, DST), 而多采取结肠—肛管手工吻合或双荷包缝合的单吻合技术。欧洲肛肠病学会 (European Society of Coloproctology, ESCP) 的一项多中心研究结果显示, taTME 手术后吻合口漏发生率高于非经肛的腹腔镜全直肠系膜切除术 (total mesorectal excision, TME) 手术 (12.9% 比 8.9%), 尤其是在低位吻合和男性病例中。目前纳入病例数最多 (1 594 例) 的 taTME 手术报道显示, taTME 手术总吻合失败率为 15.7%, 其中早期吻合口漏发生率为 7.8%, 迟发吻合口漏发生率为 2.0%, 吻合口狭窄发生率为 3.6%。

　　TME 手术的质量, 包括环周切缘情况、直肠系膜切除的完整性等, 与直肠癌术后局部复发直接相关, 不完整的直肠系膜切除容易遗漏直肠系膜中的癌灶, 导致术后局部复发。既往的研究提示腹腔镜与开腹直肠癌根治术 TME 手术系膜治疗相同。技术的进步并没有大幅度提升直肠癌的手术质量。然而, taTME 采用经肛入路, 肿瘤远端肠管的切缘更加精确, "自下而上" 游离直肠系膜, 降低了远端直肠系膜切除难度, 理论上有可能改善低位直肠癌 TME 手术质量。据笔者所在单位的前瞻性研究中, 对比了 TaLaR 研究中 128 例 taTME 及 133 例腹腔经 TME 的手术标本, taTME 组系膜完整率达 94.5%, 两组 CRM 及远切缘阳性率均无统计学差异。

　　目前, taTME 在部分医院, 技术操作层面已经非常成熟, 但作为一个对于大多数医生仍然感到比较陌生的术式来说, 开展该术式的外科医师应该参加结构化培训, 经过严格的手术训练并度过学习曲线, 这样才能保证 taTME 的规范化推广和发展。英国国家卫生保健优化研究所 (National institute for Health and Care Excellence, NICE) 于 2015 年在针对 taTME 的推荐指南中明确指出, taTME 必须由腹腔镜及经肛直肠切除手术经验丰富而且经过特殊培训的专家进行。相对于国外成熟的尸体培训课程, 国内尸体培训受到较多限制, 而传统的腹腔镜动物培训模型对于经肛腔镜手术的培训作用有限。陈远光等在开展临床第 1 例 taTME 前进行了 7 例小型猪的模拟实验。2013 年中山大学附属第六医院汪建平团队开始系统开展 taTME, 前期通过盆腔标本解剖、动物实验及冷冻尸体试验, 经过 1 年左右的准备后才开始临床实践, 在保证病人安全的情况下顺利开展该项新技术。随后汪建平团队在国内率先开办 taTME 培训课程, 最初培训课程主要内容为 taTME 理论基础及手术现场观摩,是国内最早探索 taTME 培训的先行者。

如何规范开展 taTME,笔者认为:只有具备熟练的腹腔镜操作技术和盆腔解剖知识,全面掌握 taTME 技术细节,并按要求经医疗部门备案批准后才可以谨慎开展。建议早期选择年龄 < 70 岁女性,肿瘤下缘距肛缘 5~7cm,肿瘤直径 < 3cm,术前临床分期 T_3N_0 期以下的病人开展。为规范国内 taTME 的开展及培训,2018 年中国经肛腔镜外科学院(Chinese transanal endoscopic surgery collegue,CTESC)组织国内学术机构,参考欧美等国家的研究结果并结合国内实际的临床实践情况制订了《中国经肛腔镜外科培训体系》(以下简称《体系》)。《体系》中明确指出:①培训学员应具备一定的腹腔镜结直肠手术经验,每年完成腹腔镜结直肠手术 >50 例。②培训导师应独立开展腹腔镜结直肠手术 >5 年,完成腹腔镜结直肠手术 >300 例,且完成单孔或经肛腔镜手术 ≥ 30 例,每年至少开展 10~30 例经肛腔镜手术。③培训中心应具有丰富的多媒体教学体系(学术报告、视频、讲座、手术演示等);具备经肛腔镜培训设备及器械;提供模拟训练、动物实验或尸体解剖研究;具有相应的考核标准、评价指标;每年举办 2 次以上(含 2 次)培训课程。培训共分为 3 个阶段:第一阶段为单孔腔镜操作培训,第二阶段为经肛腔镜训练,第三阶段为模拟 taTME 手术操作,强调了阶梯式培训的重要性。尤其是在国内尸体培训条件相对有限的情况下,建议先积累单孔腔镜及经肛操作经验,然后参加系统培训。在新技术开展的过程中,专家现场技术指导为非常重要的环节,将最大限度地提高新技术开展的安全性,也能更好地帮助初期开展者尽早度过学习曲线。

如同腹腔镜技术在 20 世纪 90 年代初始应用于结直肠外科,部分医生目前对该术式持较保守的态度,如 Wexner 等的观点,在肯定该术式潜在优势的同时,提出目前还不到大力普及的"黄金时期",应该在当下先重视对初学者的规范化培训。不过,更多的医生持乐观积极的态度,如 Heald 认为,经肛、使用可密封充气的装置以及从沿直肠后方疏松无血管间隙"Holy plane"自下往上逆行进行的手术是直肠癌手术史上具有革命性理念的一项新技术,能很好地弥补现有术式难以确定肿瘤下缘、切断低位肿瘤远端困难等缺点。我们认为,虽然目前该术式在全世界仍处于起步阶段,相应手术器械尚需进一步完善,手术细节及技巧尚缺乏足够的经验,手术的远期疗效尚待进一步观察。但这些问题均属于新生事物发展之初面临的共性问题,随着病例数的积累,手术技术的不断提高,操作难点的逐渐克服,以及多中心前瞻性临床研究结果的逐步呈现。经肛全直肠系膜切除术在今后会成为中低位直肠癌外科治疗的主要术式之一。

(黄　亮　陈远光)

参 考 文 献

[1] PENNA M, HOMPES R, ARNOLD S, et al. Transanal Total Mesorectal Excision: International Registry Results of the First 720 Cases [J]. Ann Surg. 2017, 266 (1): 111-117.

[2] 2017 European Society of Coloproctology (ESCP) collaborating group. An international multicentre prospective audit of elective rectal cancer surgery; operative approach versus outcome, including transanal total mesorectal excision (TaTME). Colorectal Dis. 2018, 20 (6): 33-46.

[3] TSAI A Y, MAVROVELI S, MISKOVIC D, et al. Surgical Quality Assurance in COLOR III: Standardization and Competency Assessment in a Randomized Controlled Trial [J]. Ann Surg, 2019, 270 (5): 768-774.

[4] KANG L, ZENG Z, LUO S, et al. Transanal vs laparoscopic total mesorectal excision for rectal cancer: a multicenter randomized phase III clinical trial (TaLaR trial) protocol [J]. Gastroenterol Rep (Oxf), 2020, 9 (1): 71-76.

[5] ROODBEEN S X, SPINELLI A, BEMELMAN W A, et al. Local Recurrence After Transanal Total Mesorectal Excision for Rectal Cancer: A Multicenter Cohort Study [J]. Ann Surg, 2021, 274 (2): 359-366.

[6] ROODBEEN S X, PENNA M, VAN DIEREN S, et al. Local Recurrence and Disease-Free Survival After Transanal Total Mesorectal Excision: Results From the International TaTME Registry [published online ahead of print, 2021 Aug 17][J]. J Natl Compr Canc Netw, 2021, jnccn20505.

[7] PERDAWOOD S K, KROEIGAARD J, ERIKSEN M, MORTENSEN P. Transanal total mesorectal excision: the Slagelse experience 2013-2019 [J]. Surg Endosc, 2021, 35 (2): 826-836.

［8］XU W, XU Z, CHENG H, et al. Comparison of short-term clinical outcomes between transanal and laparoscopic total meso-rectal excision for the treatment of mid and low rectal cancer: A meta-analysis [J]. Eur J Surg Oncol, 2016, 42 (12): 1841-1850.

［9］BUCHS N C, NICHOLSON G A, RIS F, et al. Transanal total mesorectal excision: A valid option for rectal cancer ? [J]. World J Gastroenterol. 2015, 21 (41): 11700-11708.

［10］WU Z, ZHOU W, CHEN F, et al. Short-term Outcomes of Transanal versus Laparoscopic Total Mesorectal Excision: A Systematic Review and Meta-Analysis of Cohort Studies [J]. J Cancer, 2019, 10 (2): 341-354.

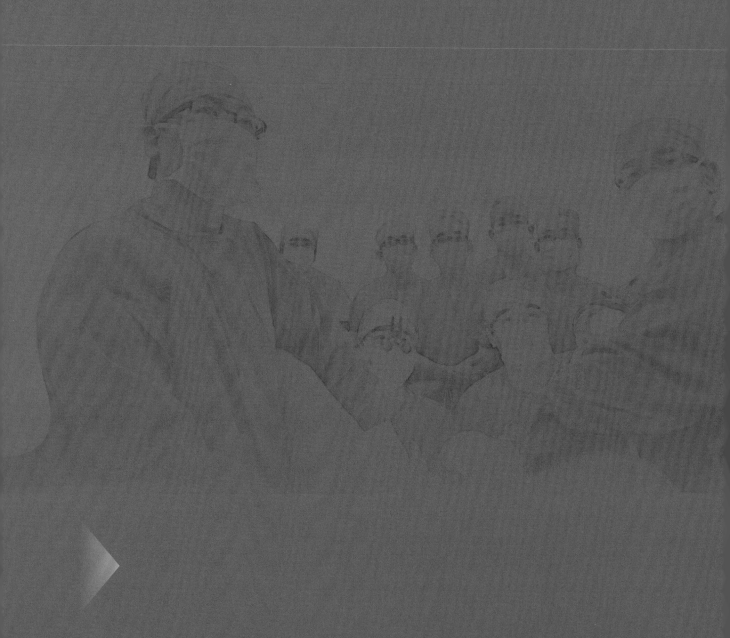

TRANSANAL TOTAL MESORECTAL
EXCISION

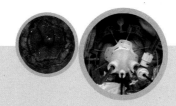

2

第二章

经肛全直肠系膜切除术相关的盆腔解剖要点

第一节　盆腔解剖结构再认识

传统腹腔镜直肠癌根治手术的游离顺序是由切开腹膜(浆膜)开始(图 2-1),最后切断肠管,切开黏膜结束。在直肠的后方游离时,由左侧的 Toldt's 间隙延续为盆腔的直肠后间隙进行解剖,到 S_{3-4} 水平时,由于盆筋膜脏层折返形成骶骨直肠筋膜,将直肠后方间隙分隔为头侧的直肠后间隙和尾侧的盆膈上间隙,注意在此处游离时,切开骶骨直肠筋膜后,要紧贴直肠后方游离,避免进入骶前间隙误损伤骶前静脉丛。直肠前方游离时,可以沿腹膜反折处切开,直接进入腹膜会阴筋膜(Denonvilliers 筋膜)间隙。在男性下段直肠,前列腺尖部水平以下,直肠前壁纵行肌部分肌束与尿道括约肌相融合,形成直肠尿道肌。切断后方可进入内外括约肌间隙。在女性,直肠纵行肌与阴道括约肌之间同样存在直肠阴道肌,但是该肌较菲薄,难以辨认。因为直肠深筋膜与盆筋膜脏层在直肠侧方和侧前方融合,在 S_4 水平,由盆内脏神经向侧上方发出的神经纤维以及下腹神经向相对应部位发出的神经纤维在直肠两侧侧前方共同组成盆丛神经,由盆丛神经发出的部分分支又向直肠系膜分布,随之伴随的血管以及纤维结缔组织形成了直肠侧韧带(图 2-2),导致直肠侧方筋膜并不像后方筋膜光滑、完整。

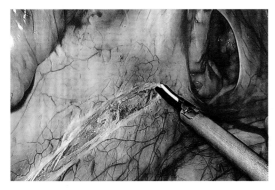

图 2-1　经腹切开浆膜线

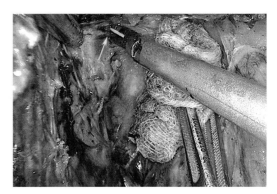

图 2-2　直肠侧韧带(左侧)
左侧直肠中动脉(箭头所示)。

　　经肛入路操作时,游离的顺序刚好与经腹手术相反:由切开肠管黏膜开始(图 2-3),到切开腹膜(浆膜)与腹腔相通结束。对于位于肛提肌裂孔附近的肿瘤,需要先分离出内外括约肌间隙:依次切开肛管黏膜、内括约肌、联合纵肌方能进入内外括约肌间隙(图 2-4)。对于位于腹膜反折与肛提肌裂孔之间的肿瘤,需要依次切开直肠黏膜、黏膜下层、直肠肌层(内环肌、外纵肌)方可进入直肠前间隙(图 2-5A)和后方的盆膈上间隙(图 2-5B)。由括约肌间隙进入前方直肠前间隙,在男性需切断直肠尿道肌,女性需切断直肠阴道肌。沿该间隙向头侧分离,直至腹膜反折。在后方和侧方进入盆膈上间隙,需离断 Hiatal 韧带。进入盆膈上间隙后,通常在截石位 5 点和 7 点位,存在直肠下动脉与直肠系膜间的交通支(图 2-6)。在寻找平面时,需注意其出血,离断该交通支后,方可顺利进入盆膈上间隙。在 S_4 水平,盆筋膜脏层纤维折返与直肠深筋膜融合形成骶骨直肠筋膜(图 2-7),在此处经肛和经腹操作时存在不同。经腹手术时,往往在靠近直肠系膜处切断该筋膜,而经肛手术时,切断线偏向骶前(图 2-8)。

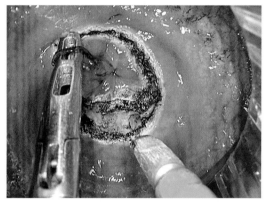

图 2-3　经肛手术 - 切开直肠黏膜

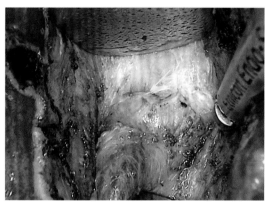

图 2-4　经肛手术 - 内外括约肌间隙(箭头所示)

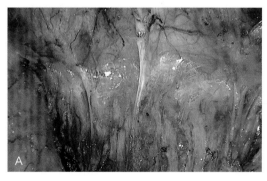

图 2-5　A. 直肠前间隙;B. 盆膈上间隙

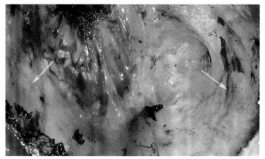

图 2-6　直肠系膜血管交通支(箭头所示)

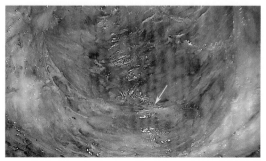

图 2-7　骶骨直肠筋膜(切断,箭头所示)

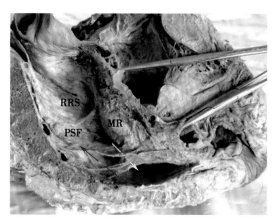

图 2-8 骶骨直肠筋膜
黄色箭头示经腹入路离断位置,红色箭头示经肛入路
离断位置。

一、经肛手术视野下盆腔解剖结构辨识

经肛手术中,由尾侧向头侧分离时所涉及的解剖结构,依次为:肛门内外括约肌、联合纵肌;在前方:直肠尿道肌(男)、直肠阴道肌(女)、Denonvilliers 筋膜、腹膜反折;在后方:Hiatal 韧带、骶骨直肠筋膜(骶骨直肠韧带)、盆筋膜脏层(腹下神经前筋膜),腹下神经;在侧方:盆内脏神经、盆丛、直肠侧韧带、直肠中动脉等。

1. 肛门内、外括约肌

(1)肛门内括约肌是直肠环型肌在直肠肛管末端的延续和增厚,长度 3~5cm,由包绕后肠的脏壁中胚层在靠近泄殖腔膜处发育成内括约肌(图 2-9)。

(2)肛门外括约肌起源于体壁中胚层。直肠尿生殖膈在完全分隔泄殖腔后,与泄殖腔膜融合,发育成会阴体,由会阴体向后发出肌纤维,包绕肛门内括约肌,形成肛门外括约肌;向前发育成会阴浅横肌、坐骨海绵体肌、球海绵体肌。肛门外括约肌分深部、浅部、皮下部。直肠纵行肌在括约肌间内形成联合纵肌穿行于内外括约肌间,穿过外括约肌的皮下部,止于肛周皮肤(图 2-10)。

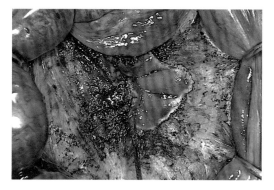

图 2-9 肛门内括约肌(箭头所示)

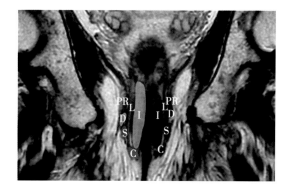

图 2-10 MRI 显示肛门括约肌
PR:耻骨直肠肌;D:肛门外括约肌深部;S:肛门外括约肌浅部;C:肛门外括约肌皮下部;L:联合纵肌;I:肛门内括约肌。

经肛手术时,所走的解剖路线是沿外括约肌与联合纵肌之间的解剖间隙进行分离(图 2-11)。

2. 联合纵肌

联合纵肌主要来自于直肠纵行肌束,其中也包括部分耻骨直肠肌和肛门外括约肌深部的部分肌纤维(图 2-12,图 2-13)。联合纵肌是经肛手术、寻找括约肌间隙的重要解剖标志。内括约肌切除手术的解剖平面位于联合纵肌的外侧,外括约肌的内侧(图 2-14)。

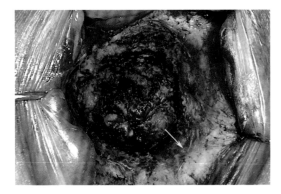

图 2-11　肛门内外括约肌间隙(箭头:外括约肌)

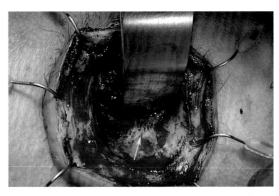

图 2-12　直视下括约肌间隙后方 - 联合纵肌(箭头所示)

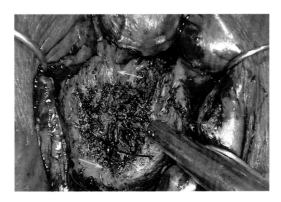

图 2-13　直视下括约肌间隙 - 联合纵肌(箭头所示)

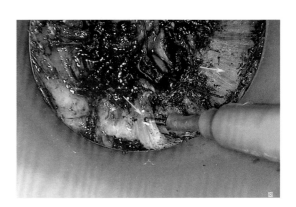

图 2-14　经肛腔镜视野括约肌间隙后方 - 联合纵肌(箭头所示)

3. **直肠尿道肌(直肠阴道肌)**　直肠纵行肌在直肠前壁靠近尿道膜部时,分成前束和后束。在男性,前束与尿道外括约肌融后形成直肠尿道肌,将括约肌间隙与头侧的邓氏筋膜分开(图 2-15,图 2-16);后束继续沿直肠壁下行进入括约肌间隙构成联合纵肌的大部分。在女性,部分直肠纵肌与阴道括约肌融合形成直肠阴道肌,但直肠阴道肌肌纤维较少。该肌在括约肌上缘靠近阴道口处与阴道后壁粘连较紧密,分离时容易损伤阴道后壁(图 2-17,图 2-18)。

直肠尿道肌是经肛手术时的一个重要解剖标志,是经肛手术前方的解剖转向点。由尾侧向头侧分离时,括约肌间隙呈现为斜向上的走行向(上坡),离断直肠尿道肌后,可见前上方的前列腺尖部,继而解剖方向转向下进行(下坡)(图 2-19)。

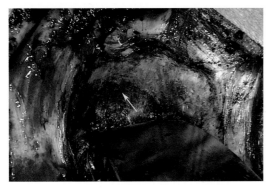

图 2-15　直视下直肠尿道肌(箭头所示)

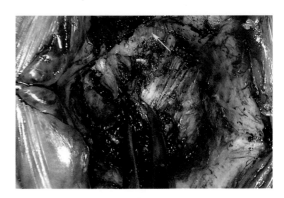

图 2-16　直视下直肠尿道肌(箭头所示)

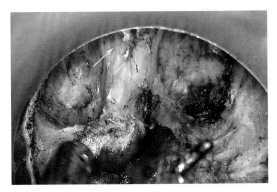

图 2-17　经肛腔镜视野下直肠尿道肌（箭头所示）

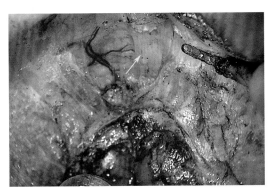

图 2-18　经肛腔镜视野下直肠阴道肌（箭头所示）

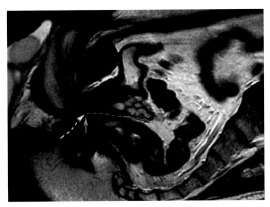

图 2-19　经肛手术前壁分离路线

黄色虚线：括约肌间隙；红色虚线：邓氏筋膜间隙；

两交汇点为直肠尿道肌（蓝色箭头）。

4. **盆内脏神经**　盆内脏神经是由 $S_{2\sim4}$ 的骶副交感核发出的节前纤维组成，又称盆神经。该神经较细小，共 3 支，在盆筋膜深面向侧前方走行，与腹下神经来源的交感神经节后纤维汇合后形成盆丛。经肛手术时，盆内脏神经的辨认和保护，是正确寻找手术间隙的重要标志。其重要性等同于经腹手术时对腹下神经的辨认和保护。

与相对粗大的腹下神经不同，盆神经较细，经腹操作时，因暴露困难，更容易损伤。经肛手术时，因解剖优势，更容易辨认，每支盆神经表面都伴有滋养血管，这也是手术辨认它的重要标志（图 2-20～图 2-22）。

5. **Denonvilliers 筋膜**　Denonvilliers 筋膜是目前盆腔手术中存在争议最多的解剖结构。对于它的争议主要有以下几个方面：①是一层结构还是两层结构；②是筋膜或腹膜融合形成，还是独立的一层筋膜结构；③是直肠系膜组成部分，还是精囊、前列腺筋膜的组成部分。

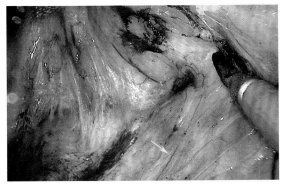

图 2-20　左侧盆内脏神经（箭头所示）

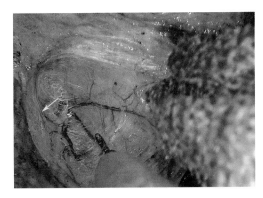

图 2-21　右侧盆内脏神经（箭头所示）

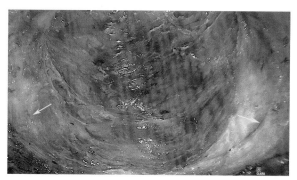

图 2-22 双侧盆内脏神经（箭头所示）

该筋膜最早由 Denonvilliers 教授在解剖前列腺癌病人标本时提出，定义为：精囊、前列腺与直肠前壁之间的一层独特膜层。后来，Heald 教授在 TME 手术时将其视为直肠前壁的深筋膜（直肠固有筋膜），主张在 TME 手术时在直肠前方将其一并切除，因此引发了 Denonvilliers 筋膜切与不切的争议。鉴于当时开腹手术及对筋膜解剖认识的局限性，Denonvilliers 教授和 Heald 教授所描述的应为附于精囊与前列腺表面的盆筋膜的脏层筋膜（Denonvilliers 筋膜前叶），有别于直肠前壁的深筋膜（图 2-23，图 2-24）。直肠癌手术时，前壁的解剖间隙应为 Denonvilliers 筋膜与直肠深筋膜之间的解剖间隙。有学者也将此间隙称为 Denonvilliers 筋膜间隙（或称为直肠前间隙）（图 2-24，图 2-25）。

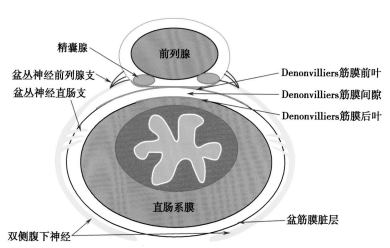

图 2-23 Denonvilliers 筋膜示意图

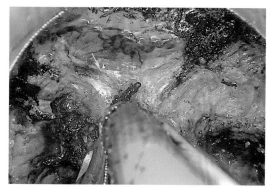

图 2-24 Denonvilliers 筋膜（男性）
黄色箭头：Denonvilliers 筋膜前叶；
蓝色箭头：直肠深筋膜

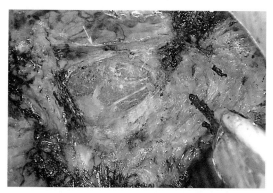

图 2-25 Denonvilliers 筋膜间隙（男性）
黄色箭头：Denonvilliers 筋膜前叶；
蓝色箭头：Denonvilliers 筋膜间隙

6. **Hiatal 韧带** 又叫裂孔韧带(hiatal ligment),是指肛提肌裂孔处与其中穿过的器官(直肠、阴道、尿道)之间的韧带组织,最早由 Shafik 教授提出,其主要成分为盆膈上筋膜在肛提肌裂孔处的延续及增厚。但在经括约肌间切除术(intersphincteric resection,ISR)及经肛手术中发现,只有在直肠后正中形成了一束明显的韧带(图 2-26,图 2-27),在日本的有关书籍中更习惯将其称为 Hiatal 韧带。有些国内教授也将该韧带称为肛尾韧带,但这种称谓容易与解剖学上的肛尾韧带相混淆,因此笔者沿用日本学者的观点,称其为 Hiatal 韧带。

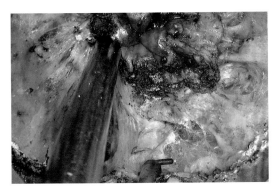

图 2-26　Hiatal 韧带(男性)(蓝色箭头所示)

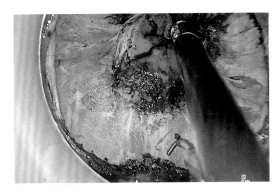

图 2-27　Hiatal 韧带(女性)(蓝色箭头所示)

7. **直肠骶骨筋膜(rectosacral fascia)** 又称直肠骶骨韧带,是盆筋膜脏层与直肠深筋膜之间的结缔组织,走行从 S_4 水平向前下方终止于肛门直肠环上方的直肠深筋膜。日本学者认为该筋膜是由盆筋膜向直肠深筋膜折返所形成。目前多数学者也将其称为 Waldeyer 筋膜,但这可能是一种误称,Waldeyer 在1899 年描述直肠后间隙时,并未提及直肠与骶骨间的筋膜(图 2-28)。

经肛手术时,该筋膜是直肠后方重要的解剖标志,由盆膈上间隙进入直肠后间隙时,需离断该筋膜。经肛手术视野下的直肠骶骨筋膜更像一层质密的筋膜结构,盆膈上筋膜表面的毛细血管沿该筋膜延深到直肠深筋膜(图 2-29,图 2-30)。而经腹手术视野下的骶骨直肠筋膜较疏松,更像一层融合筋膜。经肛手术时,离断该筋膜的位置靠近骶前,经腹手术的离断位置靠近直肠系膜(见图 2-8)。

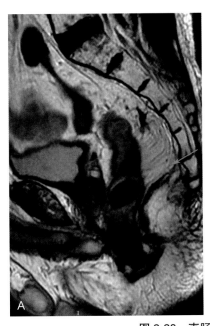
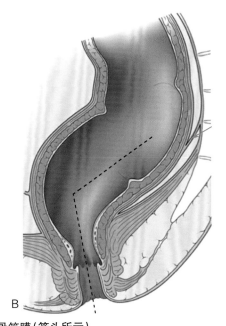

图 2-28　直肠骶骨筋膜(箭头所示)

A. MRI 显示的筋膜表现;B. 直肠骶骨筋膜示意图。

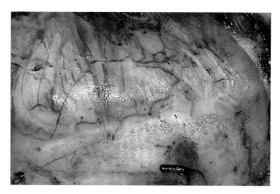

图 2-29　直肠骶骨筋膜（箭头所示，未切开）

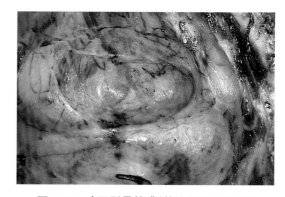

图 2-30　直肠骶骨筋膜（箭头所示，已切开）

8. **血管神经束**（neurovascular bundle，NVB）　血管神经束位于盆筋膜壁层与脏层之间，前列腺（男性）和阴道（女性）的外下方，由盆丛神经的脏支和阴部内动静脉发出的末梢血管共同组成，负责性功能及排尿功能。其走向为由头侧至尾侧纵行于前列腺和阴道两侧（图 2-31，图 2-32），并发出分支至泌尿生殖器官。

经肛手术时，血管神经束的辨识可通过盆内脏神经与前列腺、阴道两侧的纵行血管交汇处来确定（图 2-33，图 2-34）。由血管神经束的走行来看，其并不局限于某个点，而是呈带状分布（图 2-35）。因此，经肛手术分离直肠左前及右前方时，应以血管神经束的纵行血管为导向进行分离。

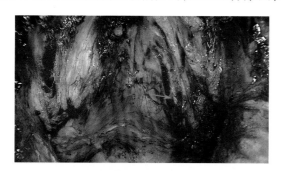

图 2-31　前列腺两侧纵行血管（箭头所示）

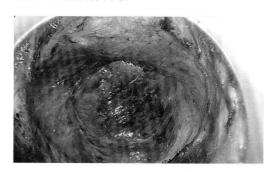

图 2-32　阴道两侧纵行血管（箭头所示）

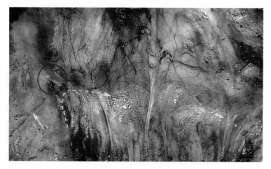

图 2-33　血管神经束位置（男性）
蓝色箭头：血管；黄色箭头：盆内脏神经；红圈：血管神经交汇处；黄色虚线：正确分离平面。

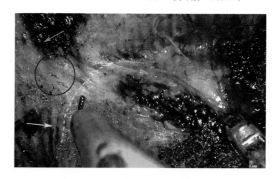

图 2-34　血管神经束位置（女性）
蓝色箭头：血管；黄色箭头：盆内脏神经；红圈：血管神经交汇处；黄色虚线：正确分离平面。

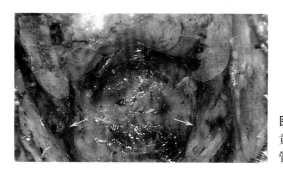

图 2-35　血管神经束走行
黄色箭头：盆内脏神经；蓝色箭头：血管；黄色阴影区：血管神经束分布区。

9. **直肠侧韧带(盆丛神经、直肠中动脉)** 直肠侧韧带位于盆筋膜脏层与直肠系膜之间、盆丛神经的内侧,主要的解剖结构包括盆丛神经发向直肠的分支,回流直肠的淋巴管及直肠中动脉(出现率约 34.9%)(图 2-36~ 图 2-40)。

经肛手术时,直肠侧韧带的解剖是一难点,因其外侧为盆丛神经,外上方为血管神经束的位置,而且该处解剖间隙并不明显,手术时容易走深,损伤盆丛神经及血管神经束,部分病人存在直肠中动脉走行其中,辨认不清时,容易引起出血。手术中分离技巧在于:先分离好直肠前方、后方和侧后方,慢慢将直肠侧韧带位于 2 点和 10 点位的系膜分薄,向对侧牵拉直肠后,紧靠直肠系膜处切断穿行于侧韧带中的神经、血管及淋巴管。

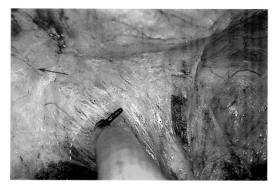

图 2-36 直肠侧韧带(右侧)
蓝色箭头:直肠侧韧带;红色箭头:血管神经束;
黄色虚线:正确分离平面。

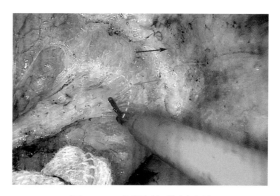

图 2-37 直肠侧韧带(左侧)
蓝色箭头:直肠侧韧带;红色箭头:血管神经束;
黄色虚线:正确分离平面。

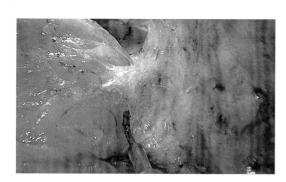

图 2-38 左侧韧带

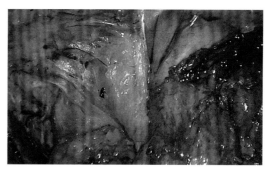

图 2-39 右侧韧带

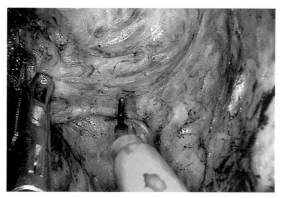

图 2-40 直肠侧韧带(左侧)
直肠中动脉(箭头所示)。

15

10. 盆筋膜脏层(腹下神经前筋膜)　肾前筋膜(Gerota 筋膜)向盆腔延续为盆筋膜脏层,因其位于腹下神经前方,又称为腹下神经前筋膜。该筋膜为致密的结缔组织,从侧后方承托盆腔脏器,在 S$_4$ 水平向腹侧折返形成骶骨直肠筋膜。两侧覆盖于髂内血管、输尿管、腹下神经及盆丛神经表面,向尾侧终止于两侧的盆筋膜腱弓,延续为肛提肌表面的盆膈上筋膜。

称其为盆筋膜脏层,是区别于盆筋膜壁层的骶前筋膜。在直肠固有筋膜与脏层筋膜之间的间隙为直肠后间隙(A 间隙),为经肛和经腹 TME 手术的 Holy 平面,脏层筋膜与壁层筋膜之间为骶前间隙(B 间隙),填充有大量的脂肪组织。盆腔自主神经、髂内血管及淋巴组织位于该间隙内(图 2-41)。

11. 腹下神经　上腹下丛在骶岬水平分出两支粗大的神经称为腹下神经,其成分为来自第 3~4 腰交感神经节的纤维。沿盆筋膜脏层深面向两侧盆壁行走(图 2-42),在 S$_4$ 水平与第 2~4 骶神经发出的副交感节前纤维(盆内脏神经)汇合形成下腹下丛(盆丛)。

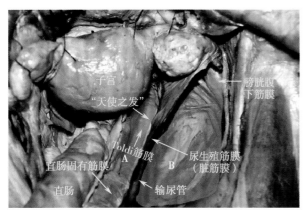

图 2-41　盆筋膜脏层
A:直肠后间隙;B:骶前间隙
(图片来源:林谋斌教授,已获授权)。

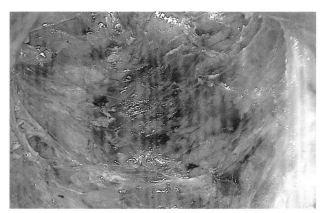

图 2-42　经肛视野下双侧腹下神经(箭头所示)

经肛手术时,打开腹膜反折,在盆丛的内上方可以看到其走行,此处该神经非常靠近直肠系膜,分离时应靠近直肠系膜进行。经肛手术游离直肠侧方时应尽量靠近直肠系膜,分离至 S$_2$ 水平时,可以明显辨认两侧的腹下神经。

12. 腹膜反折　腹膜反折在经肛手术中的意义在于:它是直肠前壁分离的终点。腹膜反折是盆腔的最低点,胚胎发育过程中,随着腹腔及盆腔脏器的增大,腹腔压力增高,不断地将腹膜向尾侧薄弱的直肠尿生殖膈推压形成腹膜反折,并没有出现腹膜的融合。在提拉直肠及子宫膀胱时,腹膜反折最低点的位置随之改变,并不存在融合筋膜与腹膜反折处连接。

因此,在经肛手术时,若在腹膜反折靠近前列腺或子宫侧切开时,可以发现切开线位于腹膜反折最低点上方,在靠近直肠固有筋膜侧切开时,刚好位于腹膜反折的最低点。这也从另一方面证明,Denonvilliers 筋膜不是由盆腔腹膜融合形成的(图 2-43)。

二、盆腔筋膜解剖间隙认识

经肛手术中,由尾侧向头侧分离时所涉及的筋膜间隙,依次为:内外括约肌间隙;前方,直肠前间隙;后方,盆膈上间隙、直肠后间隙。在这四个解剖间隙中,内外括约肌间隙、直肠前间隙、盆膈上间隙是在胚胎发育中由不同胚层细胞分化形成的解剖间隙,属于胚层发育筋膜间隙。直肠后间隙,则是在胚胎发育过程中,因直肠系膜内脂肪堆积,在直肠的后方和侧方出现筋膜的融合,属于融合筋膜间隙。

1. 内外括约肌间隙　内外括约肌间隙是经肛手术时面对的第一个重要解剖间隙(图 2-44),由不同

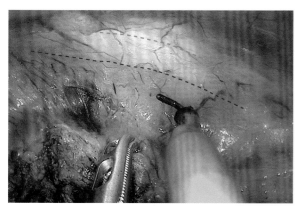

图 2-43　经肛视野下腹膜反折
蓝色切开线：腹膜反折最低点上方；
红色切开线：腹膜反折最低点。

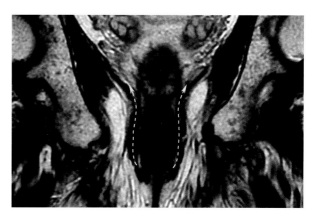

图 2-44　MRI 显示的内外括约肌间隙
黄色虚线：沿联合纵肌外侧分离。

胚层细胞在胚胎发育过程中产生。包绕后肠的脏壁中胚层在泄殖腔末端发育成内括约肌（属于平滑肌成分）；而起源于体壁中胚层的直肠尿道膈在与泄殖腔膜融合后，形成会阴体，由会阴体向后发育成肛门外括约肌；向前发育成会阴浅横肌、坐骨海绵体肌、球海绵体肌（属于骨骼肌成分）。

　　经肛手术时，解剖括约肌间隙的正确入路是在联合纵肌的外侧进行分离，由于内外括约肌成分的不同，外括约肌属骨骼肌，在电刺激下有收缩表现，联合纵肌大部分成分为平滑肌，电刺激时收缩不明显。因此，应用电刀更容易寻找正确平面（图 2-45，图 2-46）。

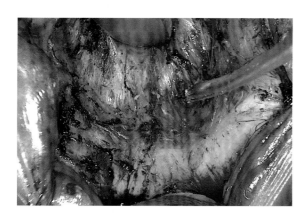

图 2-45　内外括约肌间隙（后方）

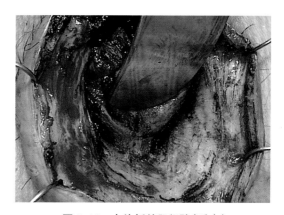

图 2-46　内外括约肌间隙（后方）

　　2. **直肠前间隙**　直肠前间隙主要由 Denovilliers 筋膜构成，位于直肠固有筋膜（后叶）与前列腺、阴道脏层筋膜（前叶）之间（图 2-23），是经肛手术直肠前壁的 holy 平面。头侧起于腹膜反折深面，尾侧终止于男性直肠尿道肌，终止于女性直肠阴道肌。两侧被直肠侧韧带穿行的神经、血管分支与直肠后间隙分隔开。

　　经肛手术时，离断直肠尿道肌（男性），向下轻推后便可进入该筋膜间隙（图 2-47），辨认技巧：前列腺筋膜及直肠深筋膜表面毛细血管间的疏松结缔组织。女性直肠阴道肌在靠近阴道口处与阴道后壁粘连紧密，肌束较薄，注意不要切深，损伤阴道。在 Denovilliers 筋膜间隙两侧（截石位 2 点、10 点位）常有膀胱下动脉与直肠系膜之间的交通支（图 2-48 红色箭头所示），术中注意避免出血。在分离 Denovilliers 筋膜间隙时，除非肿瘤侵犯，否则保证 Denovilliers 筋膜前叶的完整，是正确解剖层面的关键（图 2-49~图 2-51）。

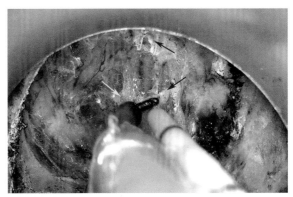

图 2-47　离断直肠尿道肌进入直肠前间隙
红色箭头：直肠尿道肌断端；
黄色箭头：Denovilliers 筋膜。

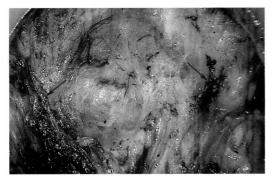

图 2-48　膀胱下动脉与直肠系膜之间的交通支
（箭头所示）

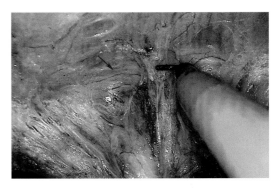

图 2-49　Denovilliers 筋膜前叶
（箭头所示）

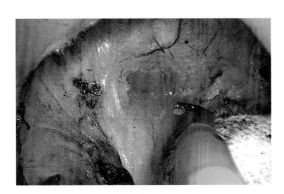

图 2-50　Denovilliers 筋膜前叶
（箭头所示）

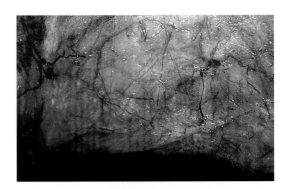

图 2-51　保留完整的 Denovilliers
筋膜前叶（女性）

　　3. **盆膈上间隙**　盆膈上间隙位于盆膈上筋膜与直肠固有筋膜之间，头侧终止于骶骨直肠筋膜，尾侧被 Hiatal 韧带与括约肌间隙相隔。在直肠侧韧带尾侧，盆膈上间隙与前方的 Denovilliers 筋膜间隙相通。

　　经肛手术时，盆膈上间隙是一个相对安全和容易分离的解剖间隙。因其没有重要血管及分支，没有重要脏器毗邻，解剖间隙相对疏松。分离技巧：沿盆膈上筋膜与直肠深筋膜所属的毛细血管之间的疏松间隙分离（图 2-52）。

　　三角顶点分离法：术中牵拉直肠时，正确的分离点在靠近直肠固有筋膜的顶点，因此切开线呈波浪线状（图 2-53）。

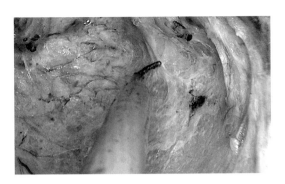

图 2-52 盆膈上间隙

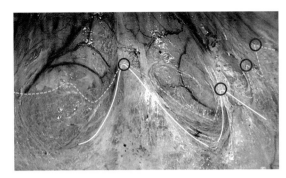

图 2-53 盆膈上间隙
白色实线:牵拉引起的三角形;红色圆:三角顶点;
黄色虚线:切开线。

4. 直肠后间隙 直肠后间隙位于直肠固有筋膜与盆筋膜脏层(腹下神经前筋膜)之间,头侧在骶岬处与左侧 Toldt's 间隙延续,尾侧止于骶骨直肠筋膜,两侧止于直肠两侧侧腹膜。

经肛手术时,由盆膈上间隙进入直肠后间隙需离断骶骨直肠筋膜。与经腹手术不同,经肛手术时会更靠近骶骨直肠筋膜的根部离断(图 2-8)。这是由于该筋膜从头侧向尾侧斜向前下方的走行造成的。沿盆膈上间隙游离至 S_4 水平附近时,相对疏松的解剖间隙突然变得致密起来,此处便是骶骨直肠筋膜的根部附近,分离时需紧贴着直肠固有筋膜切开该筋膜,方可正确地进入直肠后间隙。经肛手术分离直肠后间隙相比经腹手术困难些,原因在于经肛视野下,直肠后间隙形似陡坡斜向头侧,手术暴露相比经腹操作时困难。继续分离至 S_3 水平后,此时需前方将腹膜反折打开,将直肠远端向前上方翻入腹腔后,方可更好地显露直肠后间隙。侧方分离时,需紧贴直肠系膜离断直肠侧韧带。腹下神经在侧方更靠近直肠固有筋膜,因此在经肛手术离断直肠侧方腹膜时,应尽量靠近直肠系膜侧离断。

(张兴伟 王 颢)

第二节 从胚胎发育角度认识盆腔解剖

盆腔的发育源于胚胎第 3 周末开始的侧褶和尾褶。盆腔发育包括两个部分:体腔的形成和盆腔脏器的发育。

一、体腔的形成

胚胎第 3 周末,介于内外胚层之间的间介中胚层外侧出现细胞凋亡,形成最早的胚内体腔(图 2-54),随后不断向囊胚两侧扩张,最终与胚外体腔相通。将中胚层分为靠近外胚层的体壁中胚层(发育成体壁层)和靠近内胚层的脏壁中胚层(发育成原肠的壁层)(图 2-55)。从第 4 周开始,羊膜腔不断增大,分别从头、尾、左右侧包绕卵黄囊形成胚胎的头褶、尾褶和侧褶(图 2-56,图 2-57)。到第 4 周末,左右侧褶在卵黄囊处汇合,形成原始的胸膜腔与腹膜腔(两腔相通),但在卵黄囊的尾侧,体蒂仍未与卵黄囊汇合,腹膜腔下部(以后发育为盆腔)仍与胚外体腔相通。

随后,横膈的发育将胸膜腔和腹膜腔完全分开,尾褶与卵黄囊的汇合,最终形成了密闭的腹膜腔(图 2-58),而此时并不存在真正意义上的盆腔。在胚胎后期发育中,随着腹腔脏器的发育,腹膜腔不断向尾侧扩张,最终形成了由腹膜覆盖的盆腔部分。

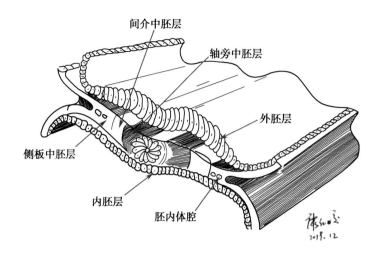

图 2-54　胚内体腔

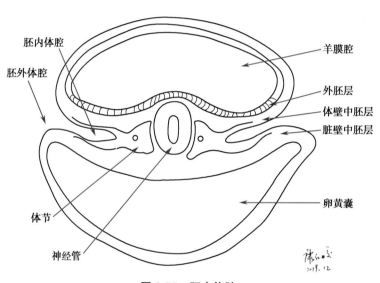

图 2-55　胚内体腔

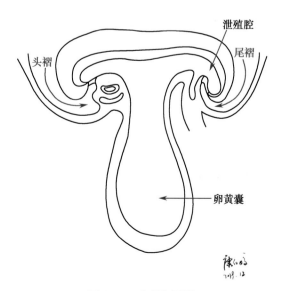

图 2-56　头褶和尾褶

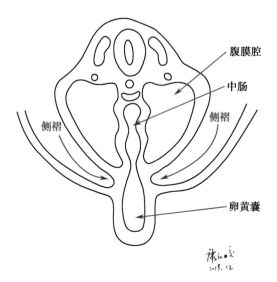

图 2-57　侧褶

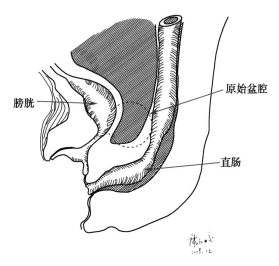

膀胱

原始盆腔

直肠

图 2-58　原始盆腔

二、盆腔脏器的发育

盆腔脏器的发育主要包括：①后肠的发育；②泌尿生殖系统的发育。二者发育于泄殖腔的分隔,关系密切。

1. **泄殖腔**　泄殖腔位于后肠的末侧,胚胎第 4 周开始,界于尿囊与后肠之间的间充质细胞由头向尾侧楔形插入泄殖腔,形成尿直肠隔(图 2-59),同时,泄殖腔两侧的间充质细胞也向内插入,将其分隔为腹侧的尿生殖窦和背侧的直肠(图 2-60)。胚胎第 7 周末,尿直肠隔已与尾侧泄殖腔膜融合,将其分隔为腹侧的尿生殖膜和背侧的肛膜。尿直肠隔与泄殖腔膜融合处发育为会阴中心腱,为随后发育的括约肌提供附着点。尿直肠隔同时也将包绕泄殖腔外的括约肌分隔成前后两部分:背侧发育为肛门外括约肌,腹侧发育为会阴浅横肌、球海绵体肌和坐骨海绵体肌。这一同源性发育刚好验证这些肌纤维是由同一条神经支配的(阴部神经)。胚胎第 8 周末,肛膜破裂,直肠远端与羊膜腔相通。

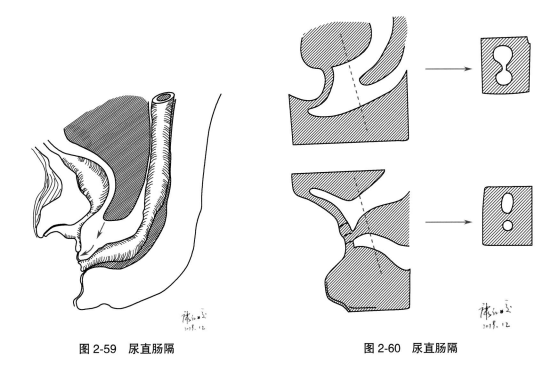

图 2-59　尿直肠隔　　　　　　　　　　　　图 2-60　尿直肠隔

2. **直肠、肛管** 直肠源于后肠末端及泄殖腔的发育,尿直肠隔将泄殖腔分隔为背侧的直肠和腹侧的尿生殖窦。肛管的上 2/3 来源于内胚层的后肠(hindgut),下 1/3 来源于外胚层的原肛(proctodeum),二者连接处形成不规则的梳状线(pectinate line),为最初肛膜的位置。肛缘上约 2cm 的齿状线(dentate line)即未来的白线,为外胚层鳞状上皮向内胚层柱状上皮演变形成。肛门括约肌发育:包绕后肠的脏壁中胚层(splanchnic mesoderm)发育为肛门内括约肌,来源于体壁中胚层(somatic mesoderm)的尿直肠隔发育为肛门外括约肌。二者之间,形成了胚层发育间隙(内外括约肌间隙)。

3. **泌尿生殖系** 泌尿生殖系在盆腔部分的发育主要包括膀胱、输尿管、尿道、前列腺、子宫、阴道的发育。

胚胎期肾发育分成三部分:前肾部分没有功能,很快退化;中肾部分起临时肾功能作用(维持约四周);后肾为永久性肾脏的原基,起源于泄殖腔两侧的输尿管芽(ureteric bud)和间充质后肾芽基(metanephrogenic blastema)(图 2-61),从胚胎第五周开始发育,大约 4 周后具有功能。输尿管芽从靠近泄殖腔入口的中肾管生长出,穿过后肾间充质芽基形成原始肾盂和肾盏。后肾间充质芽基与输尿管芽基相互诱导发育成成熟的肾脏组织。肾脏和输尿管的发育同时伴随着后肾的旋转和迁移。由最初位于盆腔,沿中肾嵴(在后肾发育过程中慢慢退化)的外侧升至腹壁背侧。

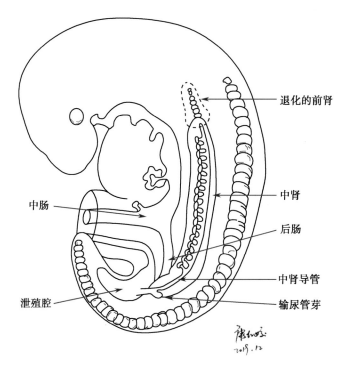

退化的前肾

中肾

后肾

中肾导管

输尿管芽

中肠

泄殖腔

图 2-61 肾发育

膀胱和尿道的发育起源于由泄殖腔分隔出来的尿生殖窦(urogenital sinus)。尿生殖窦分成三部分:位于头侧的大部分发育成膀胱,与其相连的尿囊逐渐闭锁形成脐尿管。与中肾管、输尿管相连的中间部分发育成膀胱三角区及男性的前列腺;尾侧部分发育成尿道、阴道前庭。

生殖系统主要由腹腔背侧的生殖嵴及中肾嵴两侧的中肾管、中肾旁管发育而成。生殖嵴位于中肾嵴内上方,最终发育成卵巢和睾丸。男性和女性的生殖腺发育在胚胎 7 周以前形态上基本相同。在男性,产生抗中肾旁管激素,继而中肾旁管退化,睾丸间质细胞产生雄激素,刺激中肾管发育成输精管、精囊及射精管。在女性,因缺乏雄激素,中肾管逐渐退化,中肾旁管在中肾管腹侧相融合,最终发育成输卵管、子宫及阴道大部。

总之,从整个盆腔的胚胎发育上来看,在胚胎期并不存在真正意义上的盆腔,而是由胚胎尾褶包绕泄殖腔形成的腹膜腔不断向尾侧扩张形成。来源于体壁中胚层的尿直肠隔在尿囊(退化为脐尿管)的背侧发育成下腹壁,并沿膀胱背侧向盆腔延续。由此可见,在盆腔的腹侧面,前腹壁的筋膜层应与盆壁腹侧的筋膜层相延续。而源于胚胎背侧壁的泌尿生殖嵴最终发育成肾、输尿管、输精管、输卵管、子宫及阴道。覆盖于这些脏器表面的筋膜层应与盆腔后壁的筋膜层相延续(图 2-62)。

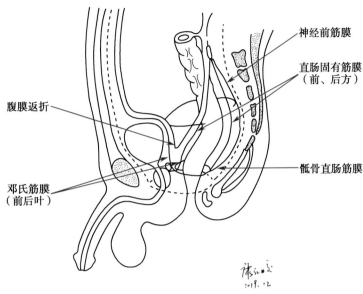

图 2-62　盆筋膜发育

（张兴伟　康　亮）

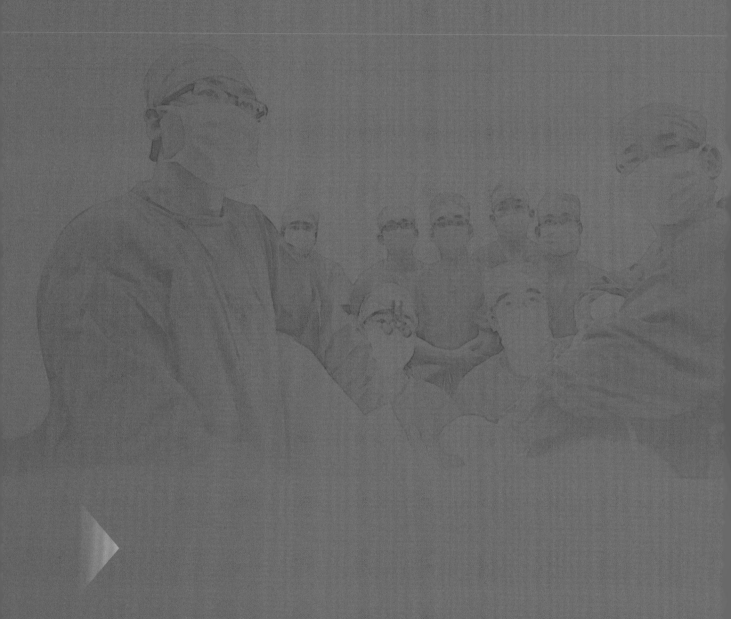

TRANSANAL TOTAL MESORECTAL EXCISION

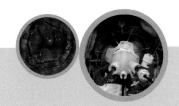

第三章

直肠癌术前评估

第一节　全身状态评估

术前全身状态评估是对病人个体全身状态的概括性评估。术前全身状态评估应重点针对以下内容进行。

1. **性别**　男性罹患直肠癌的风险高于女性。据中国恶性肿瘤流行情况的分析,2015 年中国男性结直肠癌新发病例数为 22.5 万,发病率为 31.96/10 万,而女性的新发病例数为 16.3 万,发病率为 24.25/10 万,明显低于男性。而在美国,北美癌症登记协会统计 2012—2016 年直肠癌总发病率为 11.2/10 万,其中男性为 14.1/10 万,而女性为 8.7/10 万,同样女性低于男性。

2. **年龄**　年龄与疾病的发生和预后有密切关系,直肠癌更容易发生在中老年人群。2020 年美国癌症协会发布的结直肠癌统计中,分析 2012—2016 年年龄相关直肠癌发病率, ≤ 49 岁的发病率为 2.9/10 万,50~65 岁为 25.8/10 万, ≥ 65 岁为 41.1/10 万。同时预测了美国 2020 年新发直肠癌的情况,总发病数约 43 340 例,其中 ≤ 49 岁的病例数占 15%,50~65 岁占 41%, ≥ 65 岁占 44%。同时,中老年人更容易存在心血管事件风险及肺功能异常,也将影响直肠癌的手术及恢复情况。

3. **生命体征**　生命体征是评估生命活动存在与质量的重要征象,包括体温、脉搏、呼吸及血压,也是及时了解病人病情变化的指征之一。

(1)体温:目前多以额测法及腋测法测量,正常值为 36~37℃,高于正常体温为发热,注意观察发热热型,有助于疾病状态的诊断与鉴别。

(2)脉搏:通常以触诊检查桡动脉波动情况,也可以检测颞动脉、颈动脉、足背动脉等。检查时应注意其频率、节律、强弱等。脉搏可因年龄、性别及情绪影响,正常成年人在安静、清醒状态下脉搏为 60~100 次/分,平均 72 次/分。

(3)呼吸:检查时应注意呼吸类型、频率、深度、节律以及有无其他异常现象。

(4)血压:通常用袖带加压法,以血压计测量。成人的血压为 90~130/60~85mmHg,脉压为 30~40mmHg。双上肢血压可有 5~10mmHg 的差别,下肢血压比上肢血压高约 20~40mmHg。

4. **发育与体型**　发育应以年龄、智力、体格成长状态(包括身高、体重、第二性征)之间的关系进行综合评价。发育正常者,其年龄、智力与体格成长状态均衡相称。

体型是指身体各部发育的外观表现,包括骨骼、肌肉的成长与脂肪分布状态等。成人体型包括:无力型(瘦长型);超力型(矮胖型);正力型(匀称型)。

5. **营养状态**　营养状态与食物的摄入、消化与吸收功能及代谢因素有关,可作为鉴定健康和疾病程度的标准之一。营养状态异常通常采用肥胖和消瘦进行描述,注意寻找和搜集导致营养状态异常的原因和病史(更多营养相关内容详见第九章)。病人术前营养状态与术后恢复密切相关,目前越来越得到临床医生的重视。

6. **意识与精神状态**　意识是指人对周围环境和自身状态的认知与觉察能力,是大脑高级神经中枢功能活动的综合表现。精神状态是指人脑对外界环境各种刺激进行反应时所表现出来的功能活动状态。意识活动主要包括认知、思维、情感、记忆和定向能力五个方面。凡能影响大脑功能活动的疾病均会引起不同程度的意识改变,称为意识障碍。临床上以意识清晰度或觉醒度将其分为嗜睡、昏睡、昏迷,以意识内容改变可分为意识模糊、谵妄等。

临床上可用格拉斯哥(Glasgow)昏迷评分量表量化评估病人的意识清晰程度。也要注意病人是否存在精神障碍。

7. **语调与语态**　语调是指言语的音调,语态是指语言的速度和节律。两者的失常可与神经、口腔、鼻腔、发音器官病变有关。

8. **面容与表情**　面容与表情是评价一个人情绪状态的重要指标。面容是指面部呈现的状态,表情是在面部或姿态上思维感情的表面。通过视诊即可确定疾病时的面容与表情,常见的典型面容有:急性病容、慢性病容、贫血面容、肝病面容、肾病面容、甲状腺功能亢进面容、二尖瓣面容、苦笑面容、满月面容、病危面容等。

9. **体位与步态**　体位是指病人身体所处的状态。步态是指行走时所表现的姿态。某些疾病呈现的特征性体位及步态,对诊断具有一定的意义。常见的体位有:自主体位,被动体位,强迫体位。如强迫仰卧位见于急性腹膜炎,强迫坐位见于心肺功能不全,辗转体位见于胆石症、肾绞痛。常见异常步态有:蹒跚步态、醉酒步态、剪刀式步态、间歇性跛行等。

(侯煜杰　康　亮)

第二节　病　变　评　估

一、肠镜评估

结肠镜是评估直肠癌最直接、有效、可靠的检查方法。通过结肠镜检查可以直接观察直肠病灶,对病灶进行定位,同时可以进行活体组织检查取得病理诊断。结肠镜检查还可以发现结直肠同时性息肉或者多原发肿瘤,并在检查的过程中切除息肉。

(一)结肠镜检查的适应证和禁忌证

所有直肠癌的病人在接受手术前应行全结肠镜检查。可疑或者诊断直肠癌的病人行结肠镜检查的适应证包括:①临床症状疑诊结直肠肿瘤;②直肠指检可疑直肠肿瘤;③钡灌肠/CT等检查发现直肠肿瘤;④可疑合并多原发癌的直肠癌病人;⑤合并同时性息肉需行内镜下治疗的直肠癌病人;⑥新辅助治疗后拟制定下一步治疗方案的直肠癌病人;⑦手术后随访的直肠癌病人。

结肠镜检查的禁忌证包括:①一般情况不佳的病人,无法耐受结肠镜检查;②可疑肠穿孔、腹膜炎或多次腹部手术史腹腔广泛粘连者;③中毒性巨结肠、坏死性肠炎、严重肠道感染、严重肛周感染者。

（二）结肠镜检查前的肠道准备

良好的肠道准备是顺利完成结肠镜检查的决定性因素之一。肠道准备质量不佳与结直肠病变检出率下降明显相关，是结肠镜检查一个重要的质量控制因素。影响肠道准备情况的因素包括：肠道清洁剂的种类、口服清洁剂的方法、病人自身排便情况、摄取食物的种类及量、口服药物等。

疑诊或确诊直肠癌的病人拟行肠道准备前应仔细评估是否存在肠梗阻，了解平素排便情况。可疑完全性肠梗阻的病人应避免口服肠道清洁剂。口服清洁剂的选择应综合考虑病人的基础疾病、接受程度、诊疗目的以及制剂本身的特点，并且应对清洁剂的使用方式进行详细宣教。有研究认为图文结合的宣教方式、短信息或者微信提醒可以提高肠道准备的清洁程度。内镜诊疗的最佳开始时间为口服清洁剂结束后的4~6小时，此时肠道准备的效果最佳。

肠道准备前应限制饮食，以获取更好的肠道准备结果。建议在检查前1天开始低纤维饮食，目前没有高级别的证据支持常规检查前超过24小时的饮食限制可以改善肠道准备的结果，但是对于慢性便秘的病人可以适当延长限制饮食的时间。口服肠道清洁剂的同时使用促胃肠的动力药物并不能改善肠道准备的耐受性或者肠道清洁程度，因此不建议常规使用。口服肠道清洁剂的同时口服去泡剂（如二甲基硅油）可以有效地消除肠道准备过程中产生的气泡，建议辅助使用。检查前联合灌肠并不能改善肠镜检查病人的肠道准备效果，过多液体在肠道内残留反而可能影响结肠镜检查，因此不推荐常规术前灌肠。部分病人无法口服肠道清洁剂，或者肿瘤堵塞直肠，结肠镜检查仅需了解直肠情况，在检查前进行灌肠即可达到检查要求。对直肠癌病人进行灌肠时注意动作轻柔，并且及时观察病人的反应，避免灌肠引起的相关并发症。

常用的肠道清洁剂包括聚乙二醇电解质散、磷酸钠盐、硫酸镁、中草药以及甘露醇等。

（1）聚乙二醇电解质散（PEG）：目前国内最常用的肠道清洁剂。PEG是容积性泻药，通过大量排空消化液来清洗肠道，不会影响肠道的吸收和分泌，不会导致水电解质平衡紊乱，是较为安全的肠道清洁剂。一般在结肠镜检查前分次匀速口服PEG溶液2~3L，即可达到良好的肠道准备结果。无法耐受一次性大剂量PEG口服的病人，可以分次口服，检查前一晚口服一半剂量，检查当天提前4~6小时口服剩余一半剂量，可以达到较好的效果。PEG常见不良反应是腹胀、恶心、呕吐。特殊人群如老龄病人、肝肾功能不全病人、儿童也可应用。

（2）磷酸钠盐：磷酸钠盐溶液为高渗溶液，可以将水分从肠道组织吸收到肠腔中。其肠道清洁效果与PEG相近，但是口服剂量较少（1.5L），病人耐受性较好，腹胀、恶心、呕吐的不良发生率较低。服药方式建议分次进行（检查前一晚口服0.75L，检查当天口服0.75L）。磷酸钠盐为高渗性溶液，使用过程中容易出现体液和电解质紊乱，因此老年病人、肾功能不全、电解质紊乱、心力衰竭、肝硬化或服用血管紧张素转换酶抑制剂的病人应慎用。

（3）硫酸镁：硫酸镁是传统的口服肠道清洁剂，其价格便宜、使用方便，在国内使用较为普遍。硫酸镁溶液同样是高渗性溶液，同时存在引起肠道黏膜炎症、溃疡的风险，因此怀疑炎症性肠病、肾功能不全的病人不应使用。

（4）其他：番泻叶或蓖麻油以往在部分医疗机构内常用于肠道清洁，但是由于腹痛、腹胀等不良反应较为常见，目前这些传统药物已较少用于清洁肠道。甘露醇也可用于结肠镜检查前的肠道准备，属于高渗性泻药，但是使用甘露醇行肠道准备后肠镜下使用电凝或电切装置存在气体爆炸的风险，目前已不推荐使用于治疗性结肠镜的肠道准备。复方匹可硫酸钠是近年最新的肠道清洁剂，有服药量少、耐受性良好、效果好的特点，但尚未广泛应用于临床。

（三）直肠癌术前结肠镜检查要点

直肠癌病人术前行结肠镜检查，可以直接观察肿瘤情况，确定肿瘤的位置，获取组织进行病理诊断。完整的直肠癌术前结肠镜报告必须包括：结肠镜进镜深度、直肠肿物大小、肿物下缘距离肛缘的距离、肿物形态、局部浸润范围、病理活组织检查的情况。

直肠癌肿瘤下缘与肛缘及齿状线的距离是影响治疗决策的一个重要因素。最准确的确定肿瘤下缘与肛门及齿状线的距离的方法是硬式乙状结肠镜（并非可屈性乙状结肠镜）检查，使用硬式乙状结肠镜还可以确定肿瘤在直肠内的方位(例如前、后、左、右)。目前国内硬式乙状结肠镜使用并不广泛,多数仍然是使用电子纤维结肠镜结合外科医生直肠指检来判断肿瘤下缘位置。条件允许的情况下,病人术前结肠镜推荐由手术医生进行操作,以获取最直观、准确的肿瘤位置判断。

行结肠镜检查前,检查医生应首先行直肠指检。直肠指检可以协助评估病变的位置,肿瘤的固定程度,与肛门括约肌及肛管直肠环的关系。部分直肠癌病人由于疼痛症状明显,在清醒的情况下无法对病变进行充分的临床评估,可能需要在麻醉下进行检查。无痛结肠镜技术的普及,使麻醉下指检、麻醉下结肠镜检查更容易实现。

在结肠镜下观察,大部分直肠癌起源于黏膜,为突入肠腔的腔内肿块。根据内镜下的表现,直肠的肿瘤可以分为表浅型、隆起型、溃疡型及浸润型等类型(图 3-1)。表浅型的直肠癌相对平坦,可能合并中央凹陷,有研究显示非息肉状平坦型的结直肠肿瘤比息肉状肿瘤更容易发生癌变。相比其他类型病变,表浅型的病变在结肠镜下可能更难被发现。目前一些新的内镜技术,例如色素内镜、电子染色内镜、放大内镜等,可以应用于表浅型病变的早期诊断。大多数直肠癌病变表面呈突出管腔的改变,表面可能出现糜烂、发红,内镜下接触易出血,部分合并溃疡,中央可能出现溃烂坏死。

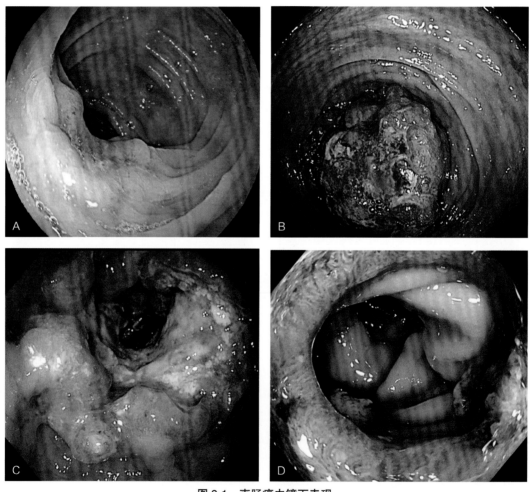

图 3-1 直肠癌内镜下表现
A. 表浅型;B. 隆起型;C. 溃疡型;D. 浸润型。

在结肠镜观察下肿瘤无法准确测量大小,一般在内镜下充分充气扩张肠腔后,通过肿瘤与活检钳或者其他器械的对比估算肿瘤的最大径。目前有一些带有测量标尺的活检钳可以较为准确地在内镜下测量肿瘤的大小,但是由于器械价格昂贵等原因,尚未能广泛应用于临床。除了肿瘤最大径的评估外,结肠镜下还需要观察肿瘤占据肠腔周径的情况,并且定位肿瘤主体位于直肠的哪一侧壁(前、后、左、右)。另外,检查过程中结肠镜是否可以顺利通过肿瘤所在肠道,需要在内镜报告中详细描述。

对于在结肠镜下发现的直肠病变,常规需获取组织进行病理检查。组织取样方法包括活检、刷检或息肉切除术,内镜下活检钳活检是目前最常用的取样方法。活检取得的标本应全部送检,离体后尽快置入 10% 中性缓冲甲醛固定液,固定液量必须大于或等于所固定标本体积的 5~10 倍,固定后尽快送检。因活检取材的限制,部分活检病理不能确定肿瘤有无黏膜下层浸润,不能明确癌的病理诊断,可能需要再次内镜下活检获取明确的病理诊断。

对于内镜下切除(采用息肉切除术、内镜下黏膜切除术或者内镜下黏膜下剥离术)的病变,如病理诊断为癌,则应在肠镜下进行标记,可以使用金属夹或者染色剂注射标记切除位置的远端,并且在内镜报告中记录其位置,以利于后续治疗的定位。

（四）全结肠镜检查对直肠癌病人的意义

直肠癌病人有 3%~5% 的合并同时性多原发癌的风险,即在初始结直肠癌诊断后 6 个月内,发现 2 个或多个被正常肠道分隔,且不是由直接侵犯或转移引起的独立/原发性肿瘤。全结肠镜检查除了可以明确直肠癌的诊断及定位,还可以通过对全结肠的检查,排除直肠癌病人合并多原发癌的风险,同时对于合并同时性息肉的病人,结肠镜检查过程中可予切除。对于临床上怀疑林奇(Lynch)综合征的直肠癌病人,全结肠镜检查了解有无多原发病灶更为重要。由于肿瘤梗阻而不能行术前全结肠镜检查的直肠癌病人,应在切除手术后尽快对剩余的全部结肠进行检查。

近 20 年来,美国国内通过推行结直肠癌筛查,尤其是推广结肠镜检查,使其来结直肠癌的发病率和死亡率不断下降。乙状结肠镜的肠道准备不如全结肠镜繁琐,检查过程操作较为简单。既往可屈性乙状结肠镜广泛应用于人群的筛查,采用可屈性乙状结肠镜检查来筛查结直肠癌,是为数不多的几种已通过随机对照试验证实可降低结直肠癌死亡率和发病率的方法之一。但是据观察,过去 50 年间,美国和全球范围内右半结肠癌或近端结肠癌所占比例在逐渐升高,原发于盲肠的肿瘤发病率增加最快。鉴于此点,并且考虑到同时性结直肠癌的高发病率,对于疑诊结直肠癌病人,可屈性乙状结肠镜检查并不是恰当的诊断性检查。直肠癌的病人除非已接受全结肠镜检查了解近端结肠情况,可屈性乙状结肠镜不应常规在直肠癌病人中作为诊断性检查手段,但是可作为明确诊断后术前的一种补充性检查手段。

（五）新辅助治疗后的结肠镜检查

目前局部进展期的直肠癌的标准治疗方式是新辅助放化疗后行手术治疗。在新辅助放化疗后接受根治性手术的病人中,有 15%~20% 的病人手术切除的标本中没有肿瘤细胞残留,达到病理学完全缓解(pathologic complete response,pCR)。有学者提出来,预计可以达到 pCR 的病人可以采取非手术治疗,即"等待观察"策略,在不降低疗效的前提下减少手术带来的创伤,提高生活质量。

目前没有公认的标准来准确预测 pCR 的病人,不同的研究采用不同的标准来判断临床完全缓解(clinical complete response,cCR),包括通过内镜检查、直肠指检、磁共振检查、血清癌胚抗原水平及胸腹盆 CT 检查等来综合判断。同时,由于行新辅助放化疗后,大部分直肠癌病灶会发生不同程度的退缩,局部病灶与初诊的情况可能发生改变,部分初诊时结肠镜无法通过肿瘤到达近端结肠的直肠癌病人,可能因为新辅助治疗后肿瘤退缩而可以行全结肠检查。因此,直肠癌病人在接受新辅助治疗后,应接受结肠镜检查,以获取新辅助治疗后局部病灶的准确情况及近端肠管的情况,供临床医生制定下一步治疗方案或手术方案。

尽管目前对新辅助治疗后的直肠癌病灶没有标准的评估方案,结肠镜检查与初诊时检查类似,报告需要记录:结肠镜进镜深度、直肠肿物大小、肿物下缘距离肛缘的距离,肿物形态等。直肠癌行新辅助治疗后,临床完全缓解的病灶内镜下表现为:原病灶处无结节状肿瘤表现,无溃疡,取而代之的是扁平的白色瘢痕,出现新生的毛细血管,活检未见肿瘤残留(图 3-2)。近临床完全缓解的病灶内镜下表现为:黏膜可见小结节,见浅溃疡,黏膜不规则或存在较小的黏膜异常,伴持续黏膜红斑。对新辅助治疗后直肠癌病灶位置进行活检,病理未见肿瘤残留不能作为临床缓解的充分证据,因为研究发现新辅助治疗后肿瘤残留细胞主要存在于肌层,而内镜活检一般仅能获取表面黏膜组织,内镜下活检存在假阴性的可能。如考虑不接受手术治疗选择"等待观察"策略的病人,应接受结肠镜下活检。

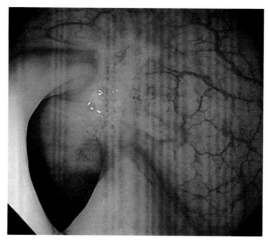

图 3-2　直肠癌新辅助治疗后内镜下表现(术后诊断病理完全缓解)

（胡健聪　郭学峰）

二、CT 评估

影像技术是直肠癌术前分期的主要手段,螺旋 CT 具有操作简单、无创、无痛苦等优势,既可以进行全身多部位成像,又可以实现三维重建成像。在直肠癌术前评估中,重点在于远处转移的评估和三维血管重建的应用。

（一）直肠原发灶评估

CT 可用于定位肿瘤、评估浸润深度、探究周围系膜内及侧方淋巴结状态以及明确周围血管信息。图 3-3 分别显示肿瘤原发灶、淋巴结状态以及周围血管影。

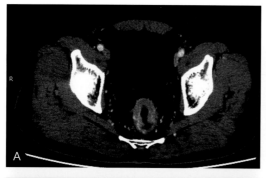

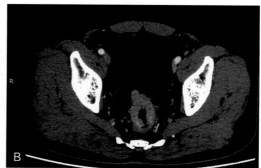

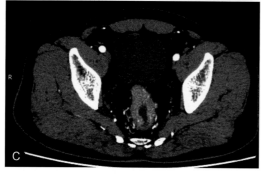

图 3-3　直肠原发灶 CT
A. 肿瘤浸润中段直肠壁全层,突破固有肌层,CT 分期为 T3;B. 直肠周围系膜内多发淋巴结肿大;C. 肿瘤周围多发血管分布。

（二）肝脏评估

肝脏是进展期直肠癌最常发生的远处转移脏器之一,CT 增强是最常用于评估有无肝脏转移的影像检查工具之一。肝脏发生同时性转移时,评估内容强调转移瘤的定位、数量、长径、毗邻重要结构之间的关系以及残余肝脏体积的评估。同时,化疗期间有无合并异时性肝转移时需要警惕局灶性肝损伤与新发转移瘤的鉴别。图 3-4 分别展示肝转移瘤、化疗后局灶性肝损伤的 CT 表现。

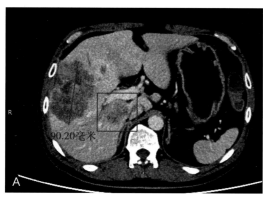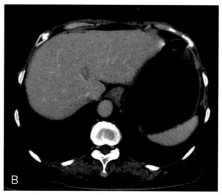

图 3-4　肝转移瘤、化疗后局灶性肝损伤 CT

A. 肝脏转移瘤测量长径(红色长线所示),同时重点关注重要毗邻结构,如图病变毗邻下腔静脉肝内段(红色方框所示);B. 新辅助化疗期间肝 S_4(毗邻肝中静脉)一新发结节,增强后内可见条形血管影,动态评估无变化。考虑为化疗后局灶性肝损伤。

（三）肺转移评估

特别注意,术前胸部 X 线不能代替 CT 用于评估是否存在肺转移。肺结节容易发现,但常难以定性这一特点需要重视,需要结合《结直肠癌肺转移多学科综合治疗专家共识(2018 版)》对于难以定性的肺结节进行分类。图 3-5 为一例肺转移 CT 图像。

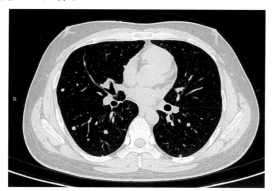

图 3-5　CT 横断位肺窗显示双肺各叶均可见转移结节

（四）腹膜后淋巴结评估

腹膜后转移淋巴结的评估需要结合短径、形态、边界综合评估,淋巴结定位需要详细描述,常以肠系膜下动脉起始部、左肾静脉水平等作为解剖定位点进行报告,有利于术前精准评估。图 3-6 为两例直肠癌腹膜后淋巴结评估。

（五）其他远处部位评估

除肝脏、肺部、腹膜后等常见远处部位转移之外,尚可出现锁骨区淋巴结转移、骨转移、腹膜种植转移、腹壁转移等(图 3-7),CT 评估可以提供精准的全身评估。对于可疑或难以定性的转移,建议 PET/CT 进一步获取该部位功能图像,进一步补充鉴别诊断。

（六）三维血管重建

肠系膜下动脉(inferior mesenteric artery,IMA)术前解剖变异的清晰显示,有利于直肠癌根治术中是否保留左结肠动脉(left colic artery,LCA),这方面越来越受到外科医生关注。根据 LCA、乙状结肠动脉(sigmoid artery,SA)与直肠上动脉(superior rectal artery,SRA)的位置关系,将 IMA 分为 4 种类型(图 3-8)。

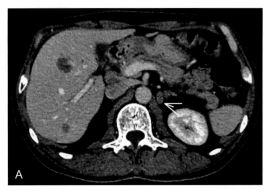
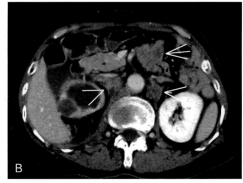

图 3-6　两例直肠癌腹膜后淋巴结评估
A. 腹膜后转移淋巴结,位于左肾静脉上方水平;
B. 腹膜后转移淋巴结位于左肾静脉下方,并同时可见腹膜种植转移。

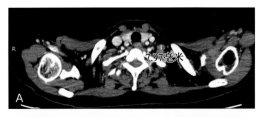

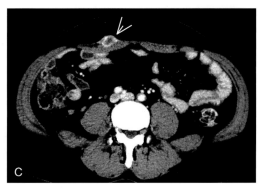

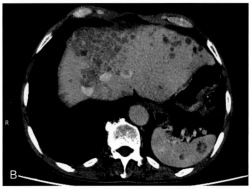

图 3-7　其他远处部位转移 CT 影像
A. 锁骨下区淋巴结转移;B. 脾脏转移瘤,同时可
见肝内多发转移;C. 腹壁转移结节。

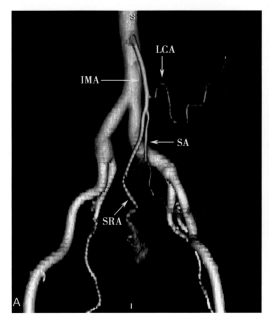
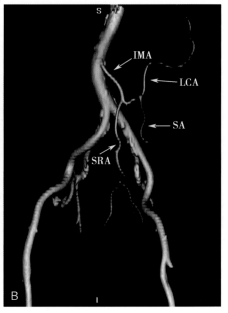

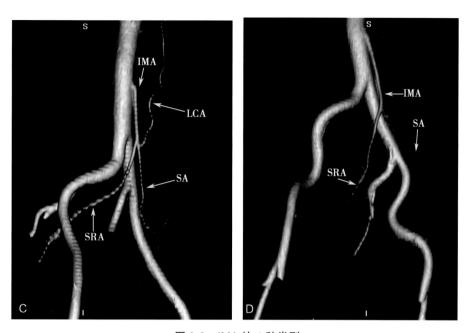

图 3-8　IMA 的 4 种类型

A. Ⅰ型,LCA 单独从 IMA 首先分出,SA 与 SRA 共干后分叉;B. Ⅱ型,LCA 与 SA 共干后分叉;
C. Ⅲ型,LCA、SA、SRA 于同一起点发出;D. Ⅳ型,LCA 缺如。

三、MRI 评估

由于软组织分辨力高,直肠高分辨 MRI 是最常用于直肠癌术前局部精准评估的工具之一。MRI 可以精准定位肿瘤、判断肿瘤浸润深度、提升淋巴结状态判断准确性,尤其是在超低位直肠癌评估中,显示肿瘤与肛管及肛周复合体之间的关系。

（一）肿瘤定位及纵径测量

如图 3-9 所示,测量肿瘤下缘距肛缘距离及肿瘤最大累及纵向范围。

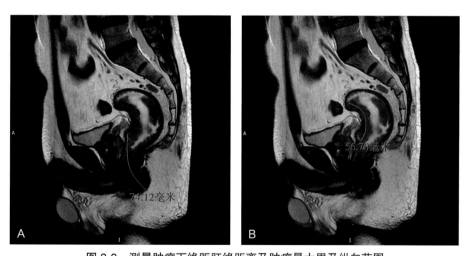

图 3-9　测量肿瘤下缘距肛缘距离及肿瘤最大累及纵向范围

A. 中段直肠癌,矢状位 T2WI 序列测量肿瘤下缘距肛缘的距离;B. 矢状位 T2WI 测量肿瘤累及纵向长度。

（二）评估肿瘤浸润深度

Tx,原发肿瘤无法评估;T0,无原发肿瘤证据;Tis,肿瘤浸润黏膜内、未穿透黏膜肌层;T1,肿瘤浸润至黏膜下层;T2,肿瘤浸润达固有肌层,但未穿透;T3,肿瘤穿透固有肌层,并进一步分为 T3a（突破 1mm 以内)、T3b(突破 1~5mm)、T3c(突破 5~15mm)、T3d(突破 15mm 以上);T4a,肿瘤穿透脏层腹膜(注意下段直肠癌无该分期);T4b,肿瘤直接累及或黏附于毗邻器官和结构。图 3-10 分别显示肿瘤分期。

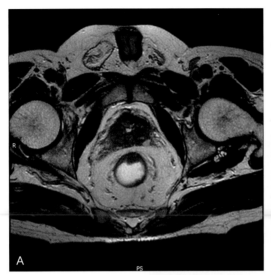
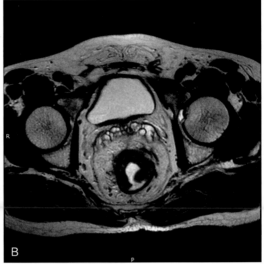
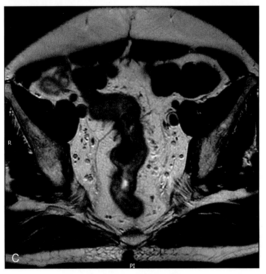

图 3-10　肿瘤分期
A.肿瘤浸润固有肌层(T2 期);B.肿瘤突破固有肌层(T3 期);C.上段直肠癌累及腹膜结构(T4a 期)。

　　(三) 超低位直肠癌与肛管及肛周复合体关系评估
　　平行于肛管的冠状位成像显示肿瘤与肛管内括约肌及肛周复合体之间的关系,如图 3-11 所示。
　　(四) 淋巴结状态分析
　　淋巴结评估常结合大小(短径)、边界、信号、强化等综合评估。具体分期如下:Nx,区域淋巴结无法评估;N0,无区域淋巴结转移;N1a,1 个区域淋巴结阳性;N1b,2~3 个区域淋巴结阳性;N1c,无区域淋巴结转移,但在周围组织中发现癌结节;N2a,4~6 枚区域淋巴结转移;N2b,7 枚及以上区域淋巴结转移。同时需要重点关注淋巴结定位,如图 3-12 所示。
　　(五) 直肠系膜筋膜评估
　　直肠系膜筋膜作为 TME 手术的解剖学标志,正确识别肿瘤与其关系,对于术前影像评估极为重要,如图 3-13 所示。
　　(六) 壁外脉管浸润
　　如图 3-14 所示,直肠癌灶周围增粗血管影,信号同原发灶相仿。

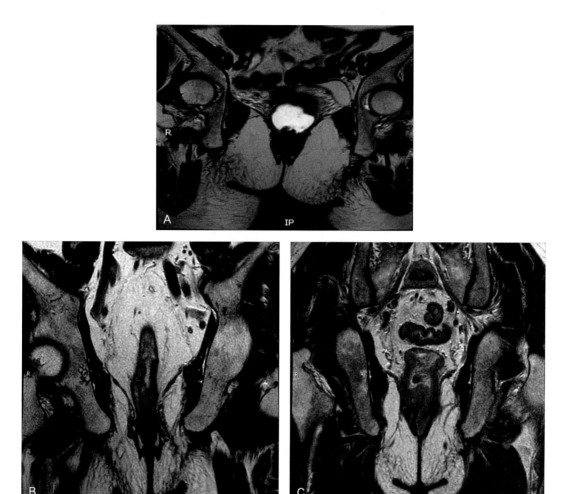

图 3-11 平行于肛管的冠状位成像

A. 下段直肠癌轻度累及肛管内括约肌上缘;B. 下段直肠癌累及肛管内括约肌,未累及肛周复合体结构;
C. 下段直肠癌累及肛管内括约肌及右侧肛提肌。

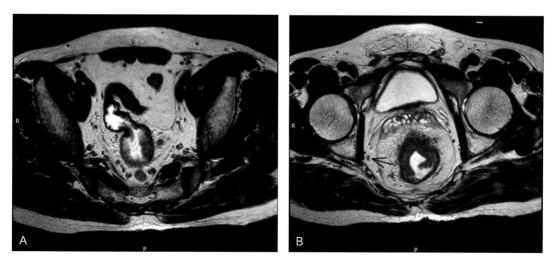

图 3-12 淋巴结定位

A. 直肠系膜内淋巴结;B. 直肠系膜外右侧盆壁淋巴结。

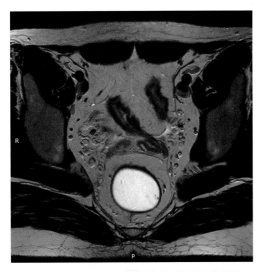

图 3-13　T2WI 序列清晰显示直肠系膜筋膜

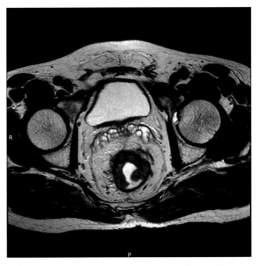

图 3-14　T2WI 序列显示直肠癌壁外脉管浸润

（七）结构式报告

汇总上述各项评估后,结构式报告可以提升不同影像医生之间的一致性,同时强化手术前的评估要点,图 3-15 所示为中山大学附属第六医院放射科结构式报告。

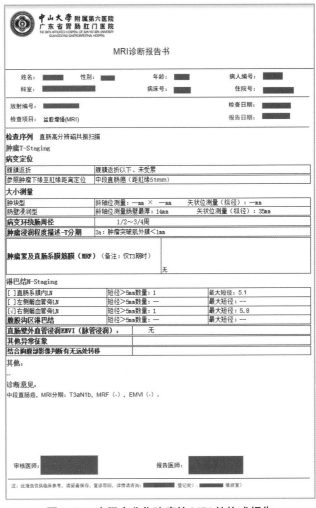

图 3-15　直肠中分化腺癌的 MRI 结构式报告

（曹务腾　孟晓春）

四、经直肠超声评估

(一)直肠癌超声表现及分期

经直肠超声检查(endorectal ultrasound,ERUS)技术于 20 世纪 80 年代开始应用于临床,在直肠癌评估方面具有准确、方便、快速、性价比高等优势。文献报道 ERUS 在直肠癌 T 分期中准确率高达 96%,是直肠癌术前 T 分期的重要手段。ERUS 采用专用腔内高频超声探头扫描,能够清晰显示直肠壁 5 层正常结构以及肿瘤形态学特征,实时动态高分辨率地评估肿瘤局部浸润深度及其与周围组织关系,尤其在 T1 与 T2 期肿瘤的界定、T3 早期肿瘤评估上具有明显的优势。对于新辅助治疗后直肠癌的再评估一直是影像学检查的难点,尽管 ERUS 对于新辅助治疗后肿瘤 T 分期的准确率也显著下降,但使用 ERUS 可客观记录新辅助放疗后肿瘤的退缩情况,有助于疗效和预后评估。ERUS 探头频率高,穿透力有限,仅能对所扫查直肠节段邻近区域系膜内的淋巴结进行观察,可对淋巴结的大小、回声、形态和血流状况等进行评价,但对于腹盆腔淋巴结则无法显示,因此在 N 分期中的应用价值一般需结合 CT、MRI 及 PET-CT 等影像学手段进行综合判断。截至目前,上述各种影像学技术对于淋巴结是否存在肿瘤转移的判断仍主要基于淋巴结的大小来进行预判,缺乏特异性诊断指标和特点,难以达到临床预期。ERUS 引导下直肠及直肠系膜内病变的穿刺活检是一种安全、有效的诊断手段,可用于疑难病例或内镜下难以取材或取材阴性的直肠或系膜内病变进行活检,进一步提高术前诊断的准确率。总之,ERUS 有助于准确判断肿瘤的来源、大小、范围、浸润深度及周围肿大淋巴结,进行术前肿瘤分期、新辅助治疗疗效评价及术后随访,是一项操作简便、诊断灵敏、有较高实用价值的检查方法。

1. **超声分期** 直肠癌的超声表现因肿瘤类型和分期不同而异。超声分期标准与国际规范的 TNM 分期一致,前面加 "u" 代表超声分期。

原发肿瘤(T)

uTis:原位癌,局限于上皮内或侵犯黏膜固有肌层;

uT1:肿瘤侵犯黏膜下层;

uT2:肿瘤侵犯固有肌层;

uT3:肿瘤穿透固有肌层到达浆膜下层,或侵犯无腹膜覆盖的结直肠旁组织;

uT4a:肿瘤穿透腹膜反折;

uT4b:肿瘤直接侵犯或粘连于其他器官或结构。

ESMO 及 NCCN 等按照原发肿瘤突破肠壁固有肌层后侵入直肠系膜内垂直距离来区分,将 T3 期分为以下 4 个亚分组:

uT3a:肿瘤突破固有肌层 <1mm;

uT3b:肿瘤突破固有肌层 1~5mm;

uT3c:肿瘤突破固有肌层 6~15mm;

uT3d:肿瘤突破固有肌层 >15mm。

2. **超声表现**

uT1 期直肠癌:表现为肠壁局限性增厚,病变呈低回声,局限于黏膜层及黏膜下层,固有肌层低回声带连续性好,彩色多普勒可显示病灶处血流信号增多(图 3-16)。

uT2 期直肠癌:表现为肠壁不规则增厚,局部累及固有肌层,固有肌层低回声带连续性中断,但未突破固有肌层,与肠周脂肪组织分界清晰。彩色多普勒显示病变区血流信号增多(图 3-17)。

uT3 期直肠癌:表现为肠壁明显不规则增厚,层次不清,病变范围可累及肠管全周造成局部管腔狭窄,部分肿物表面可出现深大的"火山口"样凹陷。肿瘤浸润程度较深,局部突破固有肌层,侵犯固有肌层外的肠周脂肪组织。彩色多普勒可显示肿瘤内丰富血流信号。按照原发肿瘤突破肠壁固有肌层后侵入直肠系膜内垂直距离来区分 T3 亚分期(图 3-18~ 图 3-21)。

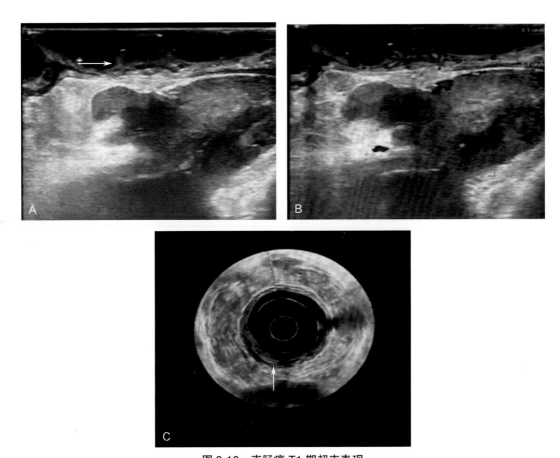

图 3-16 直肠癌 T1 期超声表现

A、C. 经直肠二维及三维超声显示直肠黏膜及黏膜下层增厚,固有肌层尚完整连续(白色箭头);
B. 彩色多普勒显示病灶内较丰富血流信号。

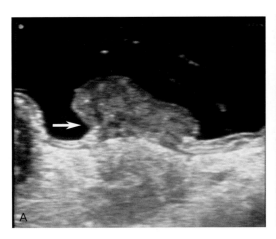
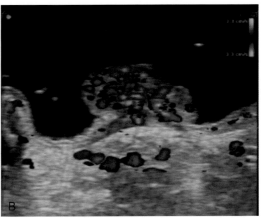

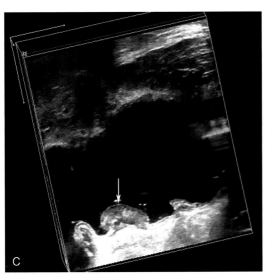

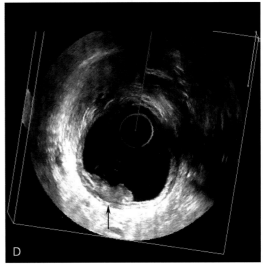

图 3-17　直肠癌 T2 期超声表现

A.经直肠二维超声显示直肠壁局限性增厚,累及固有肌层(白色粗箭头);B.彩色多普勒显示病灶内较丰富血流信号;C、D.经直肠三维超声纵切面及横切面显示直肠壁局限性增厚,累及固有肌层(白色细箭头及黑色箭头)。

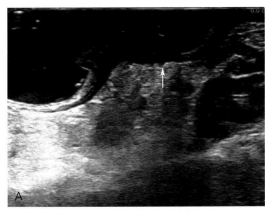

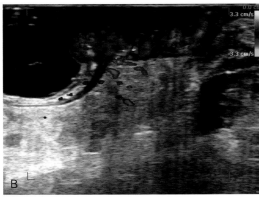

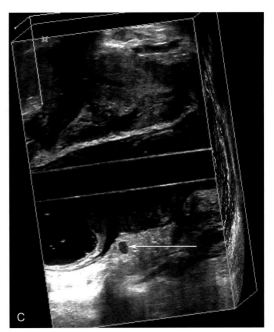

图 3-18　直肠癌 T3a 期超声表现

A.经直肠二维超声显示直肠壁局限性增厚,局部突破固有肌层,突出固有肌层外 ≤ 1mm,侵犯周围脂肪组织(白色短箭头);B.彩色多普勒显示病灶内较丰富血流信号;C.经直肠三维超声显示直肠壁局限性增厚,病变周围直肠系膜内淋巴结(白色长箭头)。

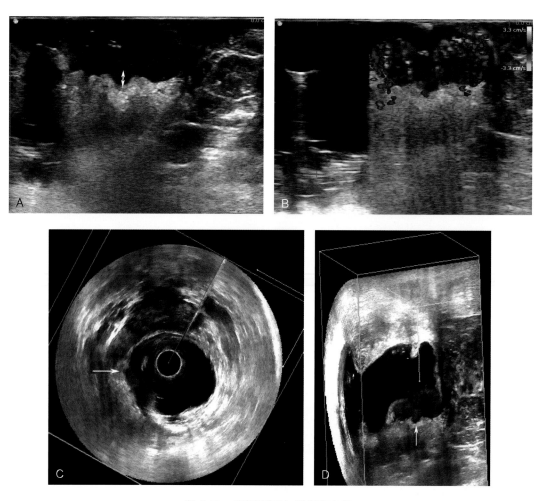

图 3-19　直肠癌 T3b 期超声表现

A. 经直肠二维超声显示直肠壁局限性增厚,局部突破固有肌层,突出固有肌层外约 3.6mm,侵犯周围脂肪组织(白色双箭头);B. 彩色多普勒显示病灶内较丰富血流信号;C、D. 经直肠三维超声显示直肠壁局限性增厚,局部突破固有肌层,侵犯周围脂肪组织(白色箭头)。

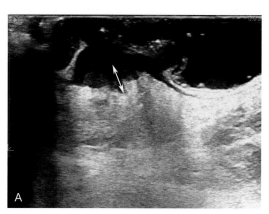
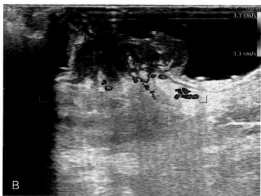

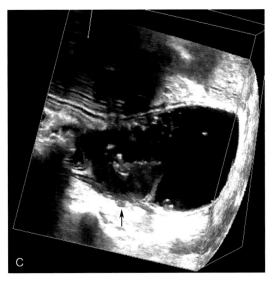

图 3-20　直肠癌 T3c 期超声表现

A. 经直肠二维超声显示直肠壁局限性增厚,局部突破固有肌层,突出固有肌层外约 7mm,
侵犯周围脂肪组织(白色双箭头);B. 彩色多普勒显示病灶内较丰富血流信号;C. 经直肠三
维超声显示直肠壁局限性增厚,局部突破固有肌层,侵犯周围脂肪组织(黑色箭头)。

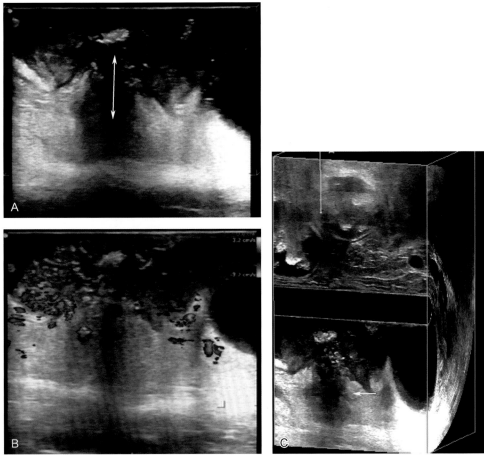

图 3-21　直肠癌 T3d 期超声表现

A. 经直肠二维超声显示直肠壁局限性增厚,局部突破固有肌层,突出固有肌层外约 16mm,侵犯
周围脂肪组织(白色双箭头);B. 彩色多普勒显示病灶内较丰富血流信号;C. 经直肠三维超声显示
直肠壁局限性增厚,局部突破固有肌层,侵犯周围脂肪组织(白色箭头)。

　　uT4 期直肠癌：肿瘤进一步进展可穿透直肠周围组织间隙，侵犯邻近器官（前列腺、精囊、阴道、子宫、膀胱等）或腹膜。超声表现为直肠肿物与周围脏器分界不清，严重时，受累脏器正常结构消失（图 3-22）。

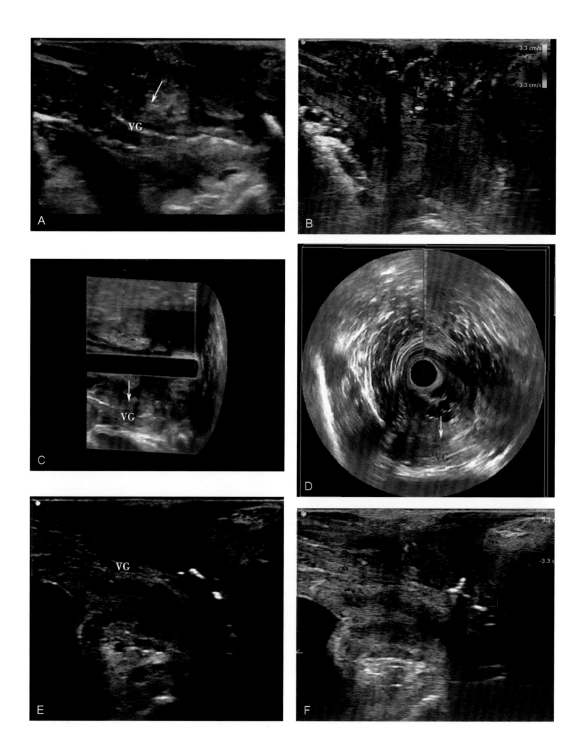

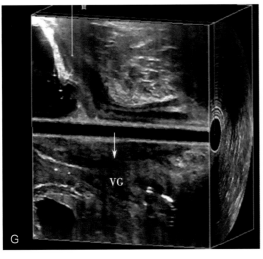
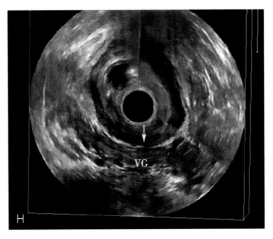

图 3-22　直肠癌 T4 期新辅助治疗前后超声表现

A~D. 新辅助治疗前；A. 经直肠二维超声显示直肠壁局限性增厚，层次欠清，局部突破固有肌层，累及前方阴道壁（白色箭头）；B. 彩色多普勒显示病灶内较丰富血流信号；C、D. 经直肠三维超声显示直肠壁局限性增厚，层次欠清，局部突破固有肌层，累及前方阴道壁（白色箭头所示）；E~H. 新辅助治疗后。E. 经直肠二维超声显示原肿瘤病灶处肠壁未见明显增厚，层次尚清，与前方阴道壁分界尚清；F. 彩色多普勒显示原病灶处少许点条状血流信号；G、H. 经直肠三维超声显示原病灶处肠壁层次清，肠壁未见明显增厚，与前方阴道壁分界清（白色箭头）。注 VG：阴道。

（二）肛管癌超声表现及分期

1. **超声分期**　肛管癌临床上分期种类较多较杂，目前以国际抗癌协会（UICC）及美国抗癌协会（AJCC）使用的 TNM 分期应用最多，超声对原发肿瘤的局部分期也依据此分期标准进行，前面加"u"代表超声分期。

原发肿瘤（T）

uTis：原位癌；

uT1：肿瘤最大径≤ 2cm；

uT2：肿瘤最大径 >2cm，≤ 5cm；

uT3：肿瘤最大径 >5cm；

uT4：肿瘤不论大小，侵犯邻近器官如阴道、尿道、膀胱等。

2. **超声表现**　经肛管超声检查可以清晰显示肿块及其与肛管内外括约肌及耻骨直肠肌的关系，经体表高频超声有助于肛周肿块及腹股沟淋巴结的探查。声像图上表现为局限性向腔内或肛管周围间隙生长的实性低回声肿块，形态不规则，边界不清，内部回声均匀或不均匀，可伴有液化坏死的无回声区。当肿块侵犯至直肠时，直肠壁正常结构破坏或消失，肠壁出现局限性不规则增厚。CDFI 可见肿块内部及周边丰富血流信号。当发生淋巴结转移时，盆腔内和 / 或腹股沟区可探及单个或多发肿大淋巴结（图 3-23）。

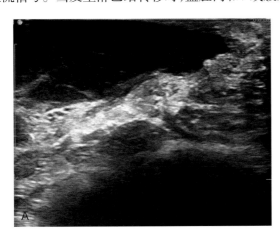
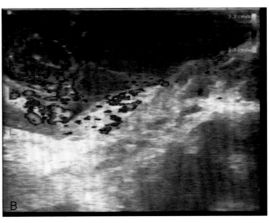

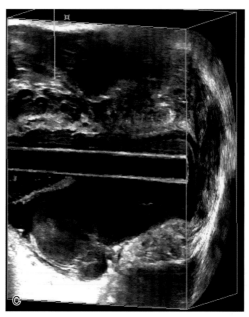

图 3-23 肛管癌超声表现

A、C. 经直肠二维及三维超声显示肛管壁局限性增厚，累及肛提肌及外括约肌，
纵径约 6cm；B. 彩色多普勒显示病灶内较丰富血流信号。

（刘小银　刘广健）

参 考 文 献

［1］郑荣寿，孙可欣，张思维，等. 2015 年中国恶性肿瘤流行情况分析 [J]. 中华肿瘤杂志，2019, 41 (1): 19-28.

［2］SIEGEL R L, MILLER K D, JEMAL A. Cancer statistics, 2020 [J]. CA: A Cancer Journal for Clinicians, 2020, 70 (1): 7-30.

［3］汪建平. 中华结直肠肛门外科学 [M]. 北京：人民卫生出版社，2014.

［4］国家卫生计生委医政医管局，中华医学会肿瘤学分会. 中国结直肠癌诊疗规范 (2017 年版)[J]. 中华胃肠外科杂志，2018, 21 (1): 92-106.

［5］中国医师协会外科医师分会经肛门全直肠系膜切除术专业委员会，中国医师协会，外科医师分会结直肠外科医师委员会，等. 中国经肛腔镜手术专家共识 (2019 版)[J]. 中华胃肠外科杂志，2019, 22 (6): 501-506.

［6］国家消化系统疾病临床医学研究中心 (上海)，国家消化道早癌防治中心联盟，中华医学会消化内镜学分会，等. 中国早期结直肠癌筛查流程专家共识意见 (2019，上海)[J]. 中华医学杂志，2019, 99 (38): 2961-2970.

［7］中国直肠癌新辅助治疗后等待观察数据库研究协作组，中国医师协会外科医师分会，中国医师协会肛肠医师分会，等. 直肠癌新辅助治疗后等待观察策略专家共识 (2020 版)[J]. 中华胃肠外科杂志，2020, 23 (1): 1-9.

［8］MURONO K, KAWAI K, KAZAMA S, et al. Anatomy of the inferior mesenteric artery evaluated using 3-dimensional CT angiography [J]. Dis Colon Rectum, 2015, 58: 214-219.

［9］NOUGARET S, REINHOLD C, MIKHAEL H W, et al. The use of MR imaging in treatment planning for patients with rectal carcinoma: have you checked the "DISTANCE"？[J]. Radiology, 2013, 268: 330-344.

［10］顾晋，汪建平. 中国结直肠癌诊疗规范 (2017 年版)[J]. 中华临床医师杂志 (电子版)，2018, 12: 3-23.

［11］刘小银，刘广健，周智洋，等. 经直肠超声与体部线圈磁共振检查对直肠癌 T 分期的比较研究 [J]. 中国医学影像技术，2015, 31 (3): 420-424.

［12］National Comprehensive Cancer Network (NCCN). Clinical Practice Guidelines in Oncology for rectal cancer. v. 1. 2017.

［13］European Society for Medical Oncology (ESMO), Clinical Practice Guidelines in Oncology for rectal cancer. v. 1. 2017.

［14］XU L, CAI S, XIAO T, et al. Prognostic significance of tumour regression grade after neoadjuvant chemoradiotherapy for a cohort of patients with locally advanced rectal cancer: an 8-year retrospective single-institutional study [J]. Colorectal Disease the Official Journal of the Association of Coloproctology of Great Britain & Ireland, 2017, 19 (7): 263-271.

［15］刘小银，刘广健，文艳玲，等. 经直肠超声检查在直肠癌新辅助放化疗后术前评估中的应用价值 [J]. 中华医学超声杂志 (电子版)，2017 (06): 17-22.

［16］LEE J W, LEE J H, KIM J G, et al. Comparison between preoperative and postoperative concurrent chemoradiotherapy for rectal cancer: an institutional analysis [J]. Radiat oncol J, 2013, 31 (3): 155-161.

［17］BELLUCO C, FORLIN M, OLIVIERI M, et al. Long-Term Outcome of Rectal Cancer With Clinically (EUS/MRI) Metastatic Mesorectal Lymph Nodes Treated by Neoadjuvant Chemoradiation: Role of Organ Preservation Strategies in Relation to Pathologic Response [J]. Ann Surg Oncol, 2016, 23 (13): 4302-4309.

TRANSANAL TOTAL MESORECTAL
EXCISION

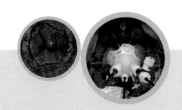

第四章

经肛全直肠系膜切除术的麻醉管理

第一节　术　前　评　估

经肛全直肠系膜切除术（transanal total mesorectal excision，taTME）的首选麻醉方式为气管插管全麻，麻醉医师在手术前访视病人，了解评估病人对手术麻醉的耐受性，解答病人对手术麻醉的疑问，缓解病人对手术麻醉的焦虑，完善术前准备，并制定麻醉计划。

（一）一般评估

taTME 手术病人的术前评估主要应判断病人有无人工气腹禁忌证。人工气腹的相对禁忌证包括颅内高压、低血容量、脑室腹腔分流术后等。

麻醉科医师应在麻醉前 1~2 天访视病人，首先询问病人病史，包括既往史、现病史、过敏史、外伤手术麻醉史、目前用药情况等，通过快速视诊病人观察全身情况，包括有无发育不全、畸形、贫血、脱水、水肿、发绀、发热、消瘦或过度肥胖等；对病人的上呼吸道以及全身进行检查，进行屏气试验简单评估心肺功能。根据麻醉前访视结果，结合病史、体格检查和实验室检查资料，根据美国麻醉医师协会（American Society of Anesthesiologists，ASA）制定的分级标准对病人的全身情况和麻醉手术耐受力进行分级。

（二）心肺功能以及其他系统评估

合并慢性呼吸系统疾病的病人要注意近期有无合并感染，如合并感染，建议感染完全控制后 2 周再行择期手术。术前戒烟至少 2 周以上，以降低呼吸系统并发症和加快术后康复。术前完善肺功能检查，肺功能较差的病人需进行呼吸功能锻炼，学习咳嗽排痰，可增加对手术麻醉的耐受性。腔镜手术后对呼吸系统的影响小于开腹手术，呼吸功能不全的病人应用腹腔镜手术更具优势，但术中管理困难加大，手术时间延长亦可增加术后呼吸系统并发症的发生，因此应综合考虑。

合并心脏疾患病人应考虑腹内压增高和 Trendelenburg 体位对血流动力学的影响，结合病人心功能评级评估病人对手术麻醉的耐受性。虽然腹腔镜手术对循环的影响大于开腹手术，但在术后疼痛评分、手术创伤和病人康复速度等方面，微创的 taTME 手术更有优势，所以应综合考虑，选择合适的手术方式。冠心病、心脏瓣膜病、心脏节律传导系统疾病、高血压、心肌病等病人的术前准备，按心脏病病人行非心脏手术的术前准备进行。

taTME 手术的体位易使下肢静脉受压，循环受阻，此外恶性肿瘤、复杂性手术和化疗均为静脉血栓栓塞症的危险因素，术前应对血栓危险因素进行评分，根据评分高低进行机械措施，如间歇性充气压缩泵，弹力袜预防或联合抗凝药物干预处理。

术前用药应选择快速起效和半衰期短的药物以适应于腹腔镜手术术后恢复快的特点。

第二节　术 中 管 理

经肛全直肠系膜切除术（taTME）术式较传统的直肠手术术式而言，具有创伤小、对机体内环境干扰轻、住院时间短、康复速度快等优点。随着人口老龄化以及结直肠癌筛查工作的推进，手术涉及的人群不断扩大。taTME 手术对病人生理功能的影响、麻醉实施管理要点以及常见并发症如下。

一、经肛全直肠系膜切除术对病人的生理功能的影响

taTME 手术时麻醉所遇到的主要问题是人工气腹和手术体位对病人的病理生理造成的干扰，一般情况好的病人能够较好耐受人工气腹和体位变动，而危重病人对于人工气腹和体位变动所导致的干扰耐受性就较差，所以更好地了解人工气腹和手术体位对病人病理生理的影响，是麻醉实施和管理的根本所在。

（一）人工气腹对呼吸的影响

二氧化碳由于不易起雾，不会影响术野清晰度，易于经人体吸收排出、不易燃等特性，是目前腹腔镜手术人工气腹的常规使用气体，其对呼吸的影响包括呼吸动力学改变、二氧化碳吸收导致的呼吸性酸中毒等。

人工气腹建立时腹内压升高，膈肌上抬，功能残气量减少，通气/血流分布失调，胸肺顺应性减小30%~50%，呼吸参数如使用和气腹前相同的潮气量，气道峰压则相应升高。人工气腹建立和体位稳定后，气道峰压和胸肺顺应性一般处于相对稳定状态，术中持续监测气道峰压、胸肺顺应性、呼吸压力-容量环的形态，可及时发现导致呼吸道压力增高的诱因，如支气管痉挛、气管导管滑入支气管、肌松不足和气胸等。

人工气腹后动脉血二氧化碳分压（$PaCO_2$）升高，与二氧化碳通过腹膜的快速吸收和胸肺顺应性下降导致的肺泡通气量下降有关。在没有其他并发症的情况下，腹膜所吸收的二氧化碳约占机体二氧化碳总排出量的 20%~30%，人体的体液缓冲系统可以储存大量的二氧化碳，之后逐步经呼吸排出。手术结束腹腔降压后，腹腔残留的二氧化碳能引起一过性二氧化碳呼出增加，加之组织内潴留的二氧化碳逐渐释放进入血液，所以术后短期内 $PaCO_2$ 仍会偏高，此时麻醉、肌松药的残留作用对呼吸仍有抑制，故应注意呼吸监测和支持，同时外科手术结束时应尽量排出腹腔的二氧化碳。$PaCO_2$ 增高的其他原因包括腹压增高、体位影响、机械通气、心排血量减少等，可导致肺泡通气/血流比例失调和生理死腔量增加，肥胖和危重病人尤甚。麻醉深度不足引起的高代谢、保留自主呼吸时的呼吸抑制也是原因之一。二氧化碳皮下气肿、气胸或二氧化碳气栓等并发症则可导致 $PaCO_2$ 显著升高。

$PaCO_2$ 升高可引起呼吸性酸中毒，对器官功能有一定影响，但随着对容许性高二氧化碳血症的研究和临床应用，目前认为可以接受的容许性高二氧化血症 $PaCO_2$ 范围在 60~80mmHg。人工气腹引起的 $PaCO_2$ 升高一般通过增加肺泡通气量即可消除。人工气腹后机械通气保持分钟通气量稳定，$PaCO_2$ 则渐进性升高，一般 15~30 分钟达到平衡，升高的幅度与腹腔二氧化碳压力有关。如果病人在 15~30 分钟之后，$PaCO_2$ 仍继续升高，则必须排查其他原因，如二氧化碳皮下气肿、气腹压力过高、二氧化碳气体栓塞等。呼气末二氧化碳（$ETCO_2$）监测可间接反映 $PaCO_2$，$ETCO_2 < PaCO_2$ 约 5mmHg，二氧化碳气腹后，虽然 $ETCO_2$ 和 $PaCO_2$ 之间的平均差值无显著变化，但不同病人个体间的差异增大，危重病人尤其是术前呼吸功能不全的病人，两者差值增大，可达 10~15mmHg，建议对呼吸功能较差和 ASA 分级较高的病人实施动

态监测 $PaCO_2$。

（二）人工气腹对循环的影响

人工气腹可以显著减少每搏输出量、心排血量以及左室舒张末容积，导致舒张充盈期缩短、减速时间延长，等容舒张时间延长，在老年病人以及血流动力学不稳定的病人，随着手术时间的延长，以上这些循环的改变会更加明显。气腹与循环的影响程度和气腹压力高低有关，目前常用的气腹压力范围基本在 10~15mmHg，因此在满足手术条件的前提下应尽量选择较低的气腹压力。

人工气腹可使心排血量下降大约 10%~30%，正常人均可耐受。心排血量下降多发生在人工气腹建立时的充气期，心排血量下降程度与充气速度也有关。手术中由于应激等因素的影响，引起心血管系统兴奋，心排血量一般能恢复到正常水平。

高二氧化碳血症可引起心律失常，但腹腔镜手术中心律失常的发生与手术操作亦有一定关联，例如快速腹膜膨胀和腹腔脏器牵拉刺激可引起迷走神经亢进，严重时可导致心动过缓甚至停搏。心律失常还可继发于血流动力学紊乱，少见原因还包括二氧化碳气栓等。

人工气腹时外周血管阻力增高，心脏后负荷增加。外周阻力升高除机械性因素外，神经内分泌因素也参与其中，儿茶酚胺、肾素 - 血管紧张素、加压素等系统在人工气腹时均兴奋。气腹压力可使腹腔内脏血管的血流灌注下降，但同时血液二氧化碳水平在一定范围的升高可以有一定扩血管作用。我们最常观察到的是气腹结束后，肾脏的灌注改善，尿量明显增加。

二氧化碳增高可使脑血流增加，所以应尽量维持二氧化碳正常；而人工气腹和头低位对脑血流的不良影响较小，但可使颅内压升高。

（三）体位对病人生理功能的影响

taTME 手术所采用的体位是头低脚高截石位，属于 Trendelenburg 体位。在 Trendelenburg 体位时，无论是开腹手术还是人工气腹下进行的手术，每搏输出量、心排血量、左室舒张末压均增加。Trendelenburg 体位联合人工气腹可降低肺顺应性，心脏前负荷增加，肺动脉压增加以及全身血管阻力增加，但 Trendelenburg 体位所导致的心排血量增加或许可以弥补人工气腹所导致的心排血量减少。

头低位加重对膈肌的挤压，使肺容量减少，功能残气量进一步下降，气道压力上升，严重时可干扰肺内气体交换。

头低位增加颅内压和眼内压等；Trendelenburg 体位引起腿部血流不畅，容易诱发腿部血栓形成。

二、经肛全直肠系膜切除术的麻醉管理和实施

（一）麻醉方式以及药物选择

taTME 手术的麻醉方式首选气管内插管控制呼吸的全身麻醉，或全身麻醉复合区域阻滞，既能满足镇静、镇痛、提供良好的手术条件等基本要求，亦能有效减少手术应激，有利于促进病人术后康复。麻醉药物选择尽可能使用短效药物：吸入药物可选用七氟醚、地氟醚等短效吸入药物；镇静催眠药物可以选用丙泊酚、依托咪酯等短效药物；肌松药物可选用如罗库溴铵、维库溴铵及顺阿曲库铵等，避免使用长效肌松药；阿片类药物可选用芬太尼、舒芬太尼及瑞芬太尼等。麻醉的诱导和维持原则与一般手术的全身麻醉相同。腹内压增高对肾血流不利，肾功能不全的病人应加强血流动力学管理，并避免应用有肾毒性的麻醉药物。taTME 手术建议采用深度肌松，可以更好地松弛肛门括约肌，改善经肛暴露的手术条件，同时充分的肌松可降低人工气腹压力，减少人工气腹相关的并发症。

（二）术中补液

taTME 手术建议以目标导向液体治疗（goal-directed fluid therapy，GDFT）的理念及措施指导液体治疗。容量不足可导致机体灌注不足和器官功能障碍，而水钠潴留则是术后肠麻痹及相关并发症发生的主要原因。术中维持出入量平衡，避免输液过度及不足，辅助应用血管收缩药物以防止术中低血压，避

免肠道低灌注对吻合口漏的潜在影响,降低低血压相关急性心肌损伤、急性肾损伤及术后肠梗阻的发生率。

(三) 术中监测

由于人工气腹等因素对病人呼吸和循环有较大影响,术中和术后必须有相应的有效监测,以及时发现生理功能的紊乱。术中监测主要包括动脉压、心率、心电图、脉搏氧饱和度、呼气末二氧化碳(ETCO$_2$),心血管功能不稳定的病人,需中心静脉压、肺动脉压以及心排血量监测,并行动态血气分析,监测 PaCO$_2$ 和水电解质状况。因为 taTME 手术使用深肌松可以改善显露、降低人工气腹压力、减少并发症,所以建议术中评估神经肌肉阻滞程度,推荐进行肌松监测,避免肌松药过量,并有助于指导气管拔管。

三、经肛全直肠系膜切除术的常见并发症

(一) 皮下气肿

二氧化碳皮下气肿是建立人工气腹手术中最常见的并发症,在 taTME 手术中亦较常见。引起皮下气肿的常见原因包括:建立人工气腹时气腹针穿刺位置偏差,针尖位置在腹壁组织中,气体直接进入了腹壁疏松结缔组织中,从而形成二氧化碳皮下气肿;进气 Trocar 反复穿刺操作,导致 Trocar 切口密闭不佳,二氧化碳可经局部腹壁组织间隙进入皮下,形成皮下气肿;腹腔压力过高,二氧化碳逸出腹腔增多,逐渐形成皮下气肿;手术难度大,操作时间长,二氧化碳用量大,二氧化碳长时间渗漏,累积形成皮下气肿;高龄或消瘦病人,皮下组织疏松,二氧化碳易于沿皮下迅速扩散从而形成皮下气肿。

典型的二氧化碳皮下气肿,表现为病人 Trocar 操作孔周围、腹壁、胸壁或者颈肩部的局限性隆起,在腹壁、胸壁、颈肩部查体可及明显捻雪感。由于二氧化碳吸收增多,病人 ETCO$_2$ 和 PaCO$_2$ 呈现明显的上升趋势。在血中二氧化碳浓度大于 45mmHg 低于 80mmHg 时,心血管系统兴奋性增高,部分病人可表现心率增快,血压升高。当血中二氧化碳浓度高于 80mmHg 时,则出现二氧化碳麻醉,发生机制是随着血二氧化碳含量增多,脑脊液 H$^+$ 浓度增加,影响脑细胞代谢,降低脑细胞兴奋性,进而大脑皮质下层受抑制,遂产生中枢神经系统麻醉。

二氧化碳皮下气肿发现后及时进行对症支持治疗可自行康复,一般不会对病人造成不可逆的损害。在手术中,麻醉医生和外科医生要注意监测病人术野皮下以及腹壁胸壁等部位有无积气,同时要注意观察 ETCO$_2$ 的变化趋势,一旦发现皮下气肿,立即结合 PaCO$_2$ 进行动态监测二氧化碳排出情况,并告知手术医生皮下气肿的状况。在外科医生检查固定进气 Trocar 的同时更换钠石灰、调整呼吸参数适当过度通气、降低气腹压力、给予足够的肌肉松弛剂以及调整麻醉深度,使 ETCO$_2$ 水平缓慢下降,避免血二氧化碳水平下降过快导致"二氧化碳排出综合征"(表现为血压下降、心动过缓甚至心搏骤停)。如果经过以上对症支持治疗后病人 PaCO$_2$ 和 ETCO$_2$ 仍持续上升,循环不稳定,建议暂停手术,待 PaCO$_2$ 和 ETCO$_2$ 降至 80mmHg 以下并不再持续上升后可继续腔镜手术治疗,必要时改开放手术。二氧化碳皮下气肿吸收一般需要 24~48 小时,皮下气肿的病人复苏期要注意监测 PaCO$_2$ 和 ETCO$_2$,如病人自主呼吸恢复,血 PaCO$_2$ 水平稳定呈逐渐下降趋势,意识清醒,生命体征平稳可拔管于 PACU 观察后返回病房;如病人皮下气肿情况严重,生命体征不稳定,PaCO$_2$ 水平较高,必要时带管送 SICU,缓慢降低二氧化碳,情况平稳后再拔管,以预防二氧化碳麻醉现象。

(二) 二氧化碳气体栓塞

气体进入血管可形成气体栓塞,导致血液的流动循环受阻,严重时引起呼吸循环障碍,可导致猝死。气栓对身体影响的严重程度与气体的类型、气栓的大小与数量、气体进入血管的速度均有关联。建立人工气腹所用气体为二氧化碳,血/气分布系数为 0.6,为氧气的 25 倍左右,血液溶解度高,腹膜可以吸收并溶解于血液,经由人的体液缓冲系统结合代谢,最后通过呼吸由肺排出,因此腹腔镜手术中适量二氧化碳吸收并不会引发高碳酸血症和二氧化碳气体栓塞(carbon dioxide embolus,CDE)。

严重 CDE 是腹腔镜手术麻醉中罕见但致命的并发症,多见于手术开始建立气腹穿刺针误入静脉时,这种大量气体直接进入血管有可能对病人造成不可逆损害。随着监测诊断技术设备的进步,临床医生发现手术过程中大量二氧化碳进入受损的静脉,可引发 CDE,在腔镜妇科手术、腔镜肝脏手术、腔镜肾脏手术以及腔镜前列腺手术等均有报道。Edward 等人进行了一项多中心回顾性研究,研究对象为 2015 年 7月—2018 年 6 月近两百个医疗团队的 6 375 例行 TaTME 手术病人,其中 25 例病人手术中发生了 CDE,均发生于经肛门手术操作或者经肛门手术操作联合腹部腔镜手术操作时,没有穿刺针误穿静脉注入气体的病例,估算 taTME 手术 CDE 的发生率为 0.4%,而其他手术种类 CDE 的发生率报道从 0.001%~0.15%不等。25 例 CDE 的病人经对症支持治疗后均存活,其中 2 例病人因为循环衰竭启动了心肺复苏,抢救成功。

经典的 CDE 是由于大量二氧化碳进入静脉或者实体脏器后经腔静脉回流进入右心,在腔静脉、右心室和肺动脉潴留形成气栓,表现出"gas lock"效应:右心室射血受阻,肺动脉压升高,右心衰竭,进而左室充盈压不足导致左心衰竭,甚至心搏骤停,而卵圆孔未闭的病人可出现反常栓塞,出现体循环栓塞。肺动脉的二氧化碳气栓可以触发细胞因子释放、血小板和中性粒细胞聚集,进一步导致肺血管收缩、支气管痉挛、肺水肿。临床查体有时可在心前心音听诊区闻及"磨轮样"杂音,生命体征监测可发现 $ETCO_2$ 快速降低、SPO_2 降低、低血压、中心静脉压升高、肺动脉压升高、心动过速、心律失常、气道阻力增加等。个别病人在 CDE 最初有短暂的 $ETCO_2$ 升高,之后再快速下降,这种情况考虑与二氧化碳吸收增多有关,随着气体入血数量累计增加到形成较大气栓,导致肺通气/血流比例失调,则 $ETCO_2$ 快速降低。术中 CDE 的临床表现和进入气体的容量与速度有关,也与病人所合并基础疾病、病人自身呼吸循环系统的代偿能力有关。taTME 手术中 CDE 临床表现可能没有空气栓塞那么典型和严重,这和二氧化碳理化性质有关,也和 taTME 手术操作本身相关。既往报道的男性病人 taTME 手术中 CDE 多发生在直肠前壁靠近前列腺附近操作时,前列腺周围静脉出血,CO_2 经损伤静脉吸收入血,量较大时便发生 CDE,而女性病人和直肠前壁相邻的阴道旁静脉出血也是发生 CDE 的高危因素,这两种情况都和病人的肿瘤部位以及大小有关,因此麻醉医生和手术医生要保持沟通,及时告知病人相关情况,做好 CDE 的防治,把对手术和病人的影响降到最小。

CDE 的及时诊断与处理非常关键。除了传统的 $ETCO_2$ 下降、SPO_2 下降、低血压、中心静脉压升高等临床表现以及心前区听诊外,最准确的诊断手段是经食管超声心动图(transesophageal echocardiography, TEE),TEE 诊断 CDE 的灵敏性约为 $ETCO_2$ 的 50~100 倍,可以很快发现腔静脉、右心、肺动脉的气栓,一些没有临床症状的病人在使用 TEE 监测时也可发现腔静脉以及右心的气泡,应该是进入静脉的 CO_2量还不足以引起典型 CDE 的临床表现。TEE 由于其价格昂贵,有一定创伤性,操作、诊断均需要有专业经验的麻醉医师进行,所以在普及使用方面受限。此外,经胸前多普勒在诊断 CDE 方面也有一定价值。

麻醉医师在 taTME 手术中需要警惕 CDE,并密切监护病人血流动力学和 $ETCO_2$ 的变化,怀疑 CDE时及时与手术医师进行沟通救治。如条件允许可进行 TEE 或经胸超声心动图检查明确诊断。如果怀疑发生 CDE,需立即采取一系列措施:①立即停止气腹;②使用纯氧通气,调整呼吸参数,排出二氧化碳,改善通气血流比例失调和低氧血症;③改 Trendelenburg 体位为 Durant's 体位,即头低左侧卧位,尽量使气体聚集在右心房顶部,减少气体进入肺动脉和头部,同时可通过中心静脉导管抽吸气体协助诊断,但既往研究表明即便确诊的 CDE 有时也无法抽吸出气体;④使用正性肌力药物和血管活性药物维持血流动力学稳定,循环稳定时可考虑使用降低肺动脉压的药物;⑤积极补液提高中心静脉压并使用 PEEP,减少气体进入;⑥循环不稳定或者心搏骤停时及时进行心脏按压,由于二氧化碳在血液中的高溶解性,且心脏按压时可以将心脏内气体揉碎成小气泡,故此类病人心搏骤停复苏率较高,不可放弃抢救;⑦发生体循环栓塞,出现神经系统损伤时及时进行高压氧治疗。

第三节　术后管理

taTME 手术麻醉的术后管理主要包括术后镇痛和术后恶心呕吐的预防。有效的镇痛可促进病人早期经口进食、呼吸功能锻炼及早期下床活动。术后恶心呕吐的预防可以促进病人胃肠功能恢复以及改善病人舒适度。

术后镇痛提倡多模式镇痛。因阿片类药物带来的恶心呕吐、肠麻痹和尿潴留等会影响术后进食和下床活动，故多模式镇痛的总原则是降低阿片类药物的使用，同时优化阿片类药物的选择，如与激动 μ 受体为主的阿片类药物相比，激动 κ 受体为主的阿片类药物引起的肠麻痹、术后恶心呕吐相对较少，且可有效减轻手术导致的内脏疼痛。taTME 手术除静脉使用镇痛药物以外，还可以辅助局麻药伤口浸润或腹横肌平面阻滞镇痛。

术后恶心、呕吐（postoperative nausea and vomiting，PONV）的风险因素包括年龄（< 50 岁）、女性、非吸烟者、晕动病或 PONV 病史以及术后给予阿片类药物。提倡使用两种止吐药以减少 PONV。5-HT$_3$ 受体拮抗剂为一线用药，可以复合小剂量地塞米松，二线用药包括抗组胺药、丁酰苯和吩噻嗪类药物等。

（庞　婷　靳三庆）

参 考 文 献

［1］邓小明，姚尚龙，于布为，等 . 现代麻醉学 [M]. 4 版 . 北京：人民卫生出版社，2014.

［2］DICKSON EA, PENNA M, CUNNINGHAM C, et al. International TaTME Registry Collaborative. Carbon dioxide embolism associated with transanal total mesorectal excision surgery: a report from the international registries [J]. Dis Colon Rectum, 2019, 62 (7): 794-801.

［3］PARK EY, KWON JY, KIM KJ. Carbon dioxide embolism during laparoscopic surgery [J]. Yonsei Med J, 2012, 53 (3): 459-466.

［4］HARNSBERGER CR, ALAVI K, DAVIDS JS, et al. CO$_2$ embolism can complicate transanal total mesorectal excision [J]. Tech Coloproctol, 2018, 22 (11): 881-885.

［5］SHIRAISHI T, NISHIZAWA Y, YAMAMOTO H, et al. Carbon dioxide embolism during transanal total mesorectal excision (taTME)[J]. Tech Coloproctol, 2018, 22 (9): 735-738.

［6］PANDYA S, MURRAY JJ, COLLER JA, et al. Laparoscopic colectomy indications for conversion to laparotomy [J]. Arch Surg, 1999, 134 (5): 471-475.

［7］SENAGORE AJ, MADBOULY KM, FAZIO VW, et al. Advantages of laparoscopic colectomy in older patients [J]. Arch Surg, 2003, 138 (3): 252-256.

［8］KOIVUSALO AM, LINDGREN L. Effects of carbon dioxide pneumoperitoneum for laparoscopic cholecystectomy [J]. Acta Anaesthesiol Scand, 2000, 44 (7): 834-841.

［9］FAHY BG, BARNAS GM, FLOWERS JL, et al. The effects of increased abdominal pressure on lung and chest wall mechanics during laparoscopic surgery [J]. Anesth Analg, 1995, 81 (4): 744-750.

［10］RUSSO A, MARANA E, VIVIANI D, et al. Diastolic function: the influence of pneumoperitoneum and Tredelenburg positioning during laparoscopic hysterectomy [J]. Eur J Anaesthesiol, 2009, 26 (11): 923-927.

［11］FALABELLA A, MOORE-JEFFRIES E, SULLIVAN MJ, et al. Cardiac function during steep Trenedelenburg position and CO$_2$ pneumoperitoneum for robotic-assisted prostatectomy: a transesophageal Doppler probe study [J]. Int J Med Robot, 2007, 3 (4): 312-315.

［12］HARRIS SN, BALLANTYNE GH, LUTHER MA, et al. Alterations of cardiovascular performance during laparoscopic colectomy: a combined hemodynamic and echocardiographic analysis [J]. Anesth Analg, 1996, 83 (3): 482-487.

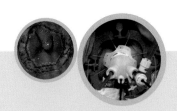

第五章

经肛全直肠系膜切除术手术设备及器械介绍

第一节 手术设备

一、主机、腔镜镜头及显示器

经肛全直肠系膜切除术是在经肛腔镜条件下进行的手术,所需要的腔镜设备如主机、腔镜镜头及显示器同常规腹腔镜手术。根据文献报道,taTME手术如果经肛经腹两组手术医生同时操作可以缩短手术时间,也能提高手术安全性。在条件允许的情况下,建议准备2套主机、腔镜镜头及显示器,经肛组与经腹组同时进行操作。

腔镜镜头根据镜头前端镜面倾斜角度分为30°镜、0°镜。由于taTME手术过程中对视野角度要求较高,常需要对术野进行微调,因此在操作过程中选择30°镜更有利于调节术野方向。目前市场上还有一种可转弯的单孔软质镜头,前方可进行720°旋转,适用于经肛腔镜狭小空间的操作(图5-1,图5-2)。

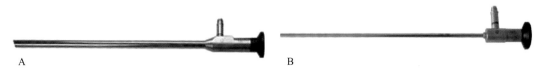

图 5-1 腹腔镜
A. 30° 镜;B. 0° 镜。

腔镜镜头的直径一般分为5mm和10mm,10mm镜头常用于腹腔镜手术。经肛腔镜手术由于操作空间小,视野范围相对局限,因此5mm镜头可能在经肛腔镜手术中具有一定的优势(图5-3)。

3D腹腔镜目前在结直肠外科手术中应用较为普遍(图5-4)。在经肛腔镜手术中3D腹腔镜能提供更好的空间纵深感,对于术者腔镜下荷包缝合、判断手术游离层面及方向具有一定的帮助,可曲头的3D镜更具优势。

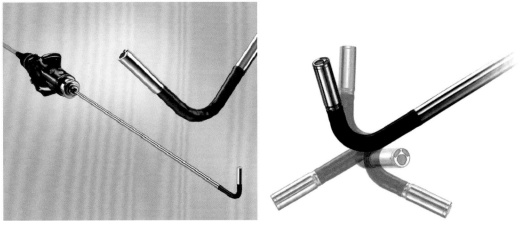

图 5-2　可转弯的软质单孔腔镜镜头

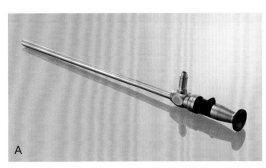

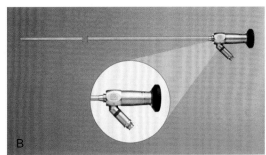

图 5-3　腔镜镜头

A. 10mm 镜头；B. 5mm 镜头。

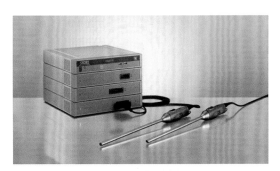

图 5-4　3D 腹腔镜镜头

　　近年来荧光显微镜在结直肠外科得到了一定的应用，尤其是用于判断肠管及吻合口血供方面。taTME 手术大多数情况下能将病变肠管经肛门拖出，能判断近端肠管血供和张力。有条件的情况下采用吲哚菁绿（indocyanine green，ICG）荧光显像腹腔镜，对于判断吻合口血供可能有一定的帮助（图 5-5）。

　　显示器的准备与传统腹腔镜相同。由于 taTME 手术操作时术者的站位特殊，占用手术空间较大，而且随着手术的进行及病人体位的变化可能需要对显示器高度进行调节，因此有条件的情况下使用可移动吊臂显示器能更节省空间，使手术更加流畅，手术间更加整洁。

二、气腹机

　　1. 常规气腹机　常规气腹机的使用与腹腔镜手术相同，为电子脉冲式 CO_2 气腹机。由于经肛腔镜操作空间小，气体压力的变化容易引起操作空间的变化，形成"扑动效应"，对经肛腔镜操作造成一定的影响，因此常规气腹机流量最少要求 30L/min 以上（图 5-6）。

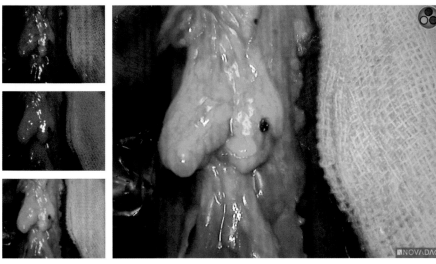

图 5-5　ICG 荧光腹腔镜下判断肠管血供

2. **恒压气腹机**　由于常规气腹机的"扑动效应"明显,不易排烟,对于术野造成干扰,因此目前国际上对于 taTME 手术更多地采用 AirSeal® 恒压气腹机。它可以有效地减少扑动效应,保持空间稳定性,改善术野清晰度,提高手术安全性。

AirSeal® 恒压气腹机一般由主机、气腹管和穿刺器三个部分组成(图 5-7,图 5-8)。主机部分左边为操作界面,右边部分为气腹管接口。操作界面分为三种不同的模式:①Airseal Mode:为 Airseal 模式,与三通道气腹管相匹配,具有保持空间恒定和排烟的功能。②Smoke Evacuation

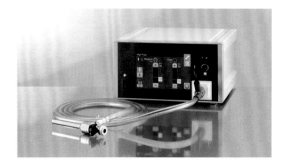

图 5-6　高流量气腹机

Mode:排烟模式,需要与双通道排烟管进行匹配,具有排烟功能。③Standard Insufflation Mode:标准充气模式,与普通单通道气腹管连接,仅具有充气功能。三通道气腹管具有充气、排烟、维持空间压力恒定的功能,与配套的三通无气阀道穿刺器相匹配。AirSeal® 配套的穿刺器有 12mm、8mm 及 5mm 不同直径的型号,术者在手术过程中根据单孔平台的不同而进行选择(图 5-9~ 图 5-11)。

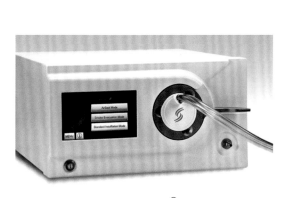

图 5-7　AirSeal®主机

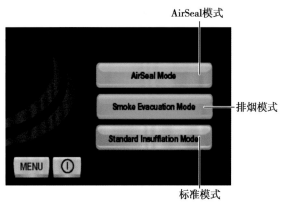

图 5-8　AirSeal®操作界面

3. **自制恒压装置**　目前 AirSeal® 恒压气腹机在国内大部分地区还未普及,因此许多医院仍然使用的是常规气腹机。为了减少常规气腹机的"扑动效果"给术者带来的影响,川北医学院附属南充市中心医院任明扬教授在国内率先提出简易恒压装置的设计。其主要原理是利用气囊增加压力缓冲空间,从而减少脉冲式气腹机带来的影响(图 5-12)。

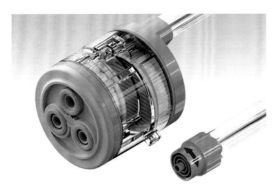

图 5-9　三通道气腹管

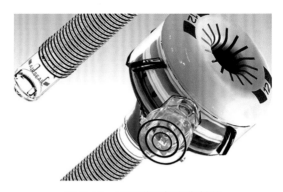

图 5-10　三通道无气阀穿刺器

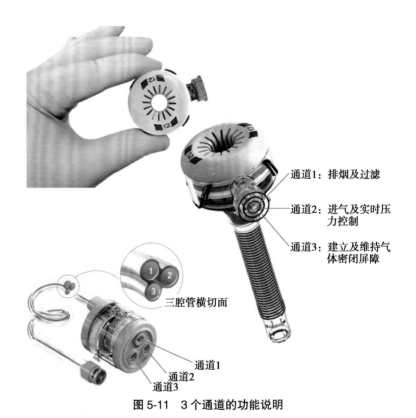

通道1：排烟及过滤

通道2：进气及实时压力控制

通道3：建立及维持气体密闭屏障

三腔管横切面

通道1
通道2
通道3

图 5-11　3 个通道的功能说明

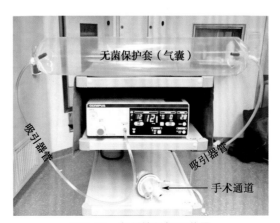

无菌保护套（气囊）

吸引器管

吸引器管

手术通道

图 5-12　自制简易恒压装置

三、操作台

由于 taTME 手术需要较长时间进行经肛操作,术者手臂容易疲劳,因此有必要选择合适的经肛腔镜操作台,同时方便手术操作器械的放置(图 5-13,图 5-14)。

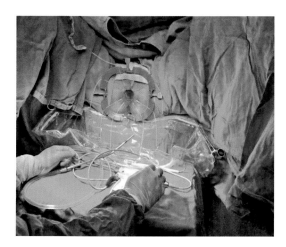

图 5-13 经肛腔镜操作台术中图片

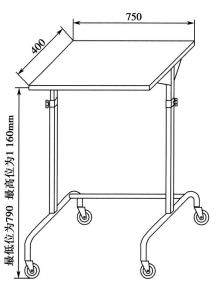

图 5-14 制作尺寸(中山大学附属第六医院康亮设计)

第二节 操 作 器 械

一、单孔平台

由于 taTME 手术是在单孔腔镜技术基础上发展而来,因此单孔平台的不断改进对于经肛腔镜手术的发展发挥了重要的作用。从单孔平台的材料上来分一般分为硬质单孔平台和软质单孔平台。

1. **硬质平台 TEM** TEM 装置最早由德国 Buess 教授于 1982 年研发(图 5-15)。它通过直径约 4cm 的经肛通道,结合高质量影像和充气装置,采用特制的操作器械进行直肠病变的切除。多年来 TEM 主要用于直肠良性病变及部分早期直肠恶性肿瘤的手术切除。2010 年美国 Sylla 教授率先应用 TEM 切除直肠、乙状结肠,并逐渐推广,部分地区目前仍然在采用 TEM 平台进行 taTME 手术。为了更好地适应经肛腔镜手术的要求,TEM 平台目前也进行了一些改进,更便于进行 taTME 手术(图 5-16)。

2. **硬质平台 TEO** TEO 是与 TEM 类似的另外一种硬质平台,操作方法同 TEM 平台,目前也针对 taTME 手术进行了一些改良(图 5-17)。

3. **软质平台** 随着单孔腹腔镜技术的发展,单孔腔镜软质平台被应用于经肛腔镜手术,被称为 TAMIS 手术。目前国际上应用较多的软质平台有 SILS Port、GelPOINT,国产的软质平台主要有 STAR Port 和 HangT Port(图 5-18,图 5-19)。

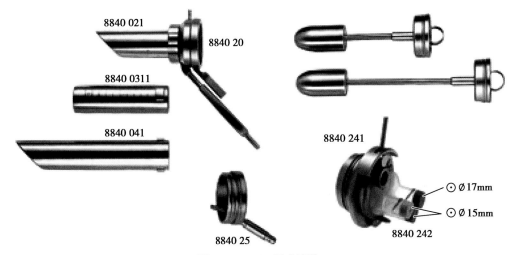

图 5-15 TEM 平台配件

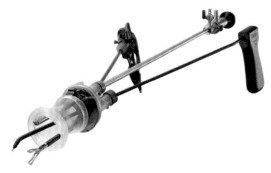

图 5-16 改进后的 TEM 平台

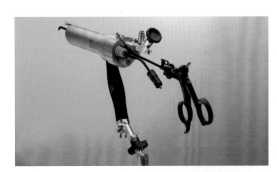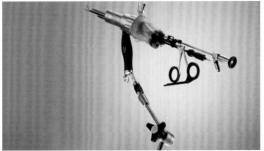

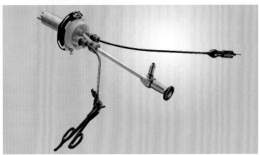

图 5-17 不同时期的 TEO 平台

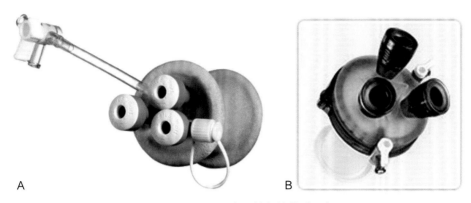

图 5-18　国际上应用较多的软质平台
A. SILS Port；B. GelPOINT。

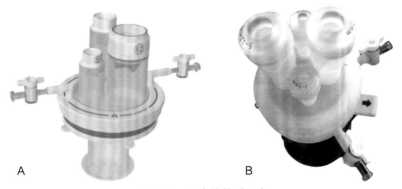

图 5-19　国产的软质平台
A. STAR Port；B. HangT Port。

二、肛门牵开器

　　肛门牵开器能充分暴露直肠及肛管内部组织结构,对于经肛腔镜手术直视下的操作非常重要,包括测量肿瘤距离,荷包缝合,直视下分离及取出标本等步骤。牵开器有圆形(3 关节)及方形(4 关节)不同型号,使用方法相同。根据橡皮拉钩的弯曲弧度及锋利程度分为尖钩与钝钩。尖钩半径较小,尖端锋利,适合牵拉肛周皮肤及邻近组织。钝钩半径较大,尖端圆钝,适合牵拉更深层的组织(图 5-20)。

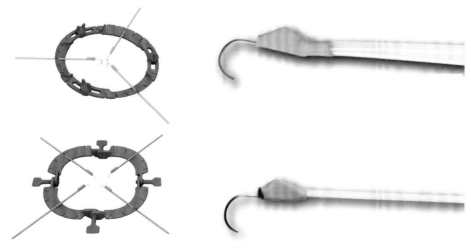

图 5-20　肛门牵开器及不同类型拉钩

三、操作器械

1. **操作钳**　一般情况下经肛腔镜所使用的操作钳与腹腔镜操作钳并无差别。由于经肛腔镜操作的特殊性,目前有一些专门设计用于经肛腔镜手术的操作器械,更符合人体工程学原理,方便经肛腔镜操作,如带有弧度的腔镜钳、可转弯的腔镜钳等(图 5-21,图 5-22)。

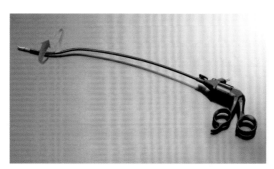

图 5-21　带有弧度的腔镜钳

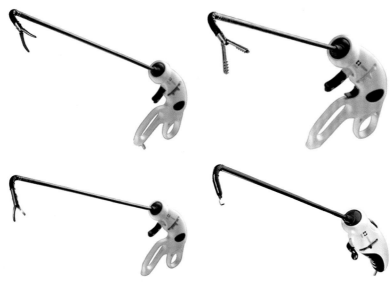

图 5-22　可 720° 旋转的腔镜器械

2. **超声刀或电刀**　目前腹腔镜结直肠手术最常用的能量平台分离工具为超声刀或电刀(图 5-23~ 图 5-25)。在经肛腔镜手术过程中,超声刀容易引起烟雾,也容易形成"假性平面",导致进入错误的手术层面,但止血效果确切。电刀或电钩操作更精准,但止血效果相对较差,对手术层面把握要求更高。术者应根据自身的技术水平及操作习惯选择合适的手术分离器械。

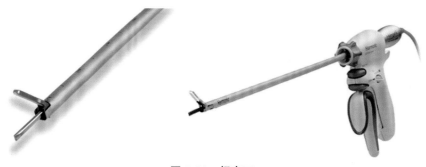

图 5-23　超声刀

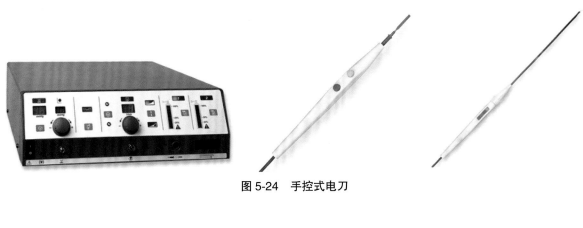

图 5-24　手控式电刀

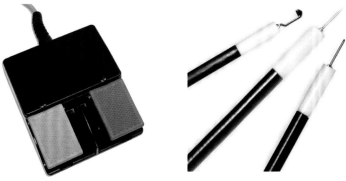

图 5-25　脚控式电钩

3. 减少和消除烟雾器械　AirSeal® 恒压气腹机系统有较好的除烟功能,普通气腹机可使用吸引器和吸烟电钩,在常规操作钳的冲洗孔上接吸引管也有一定的除烟效果(图 5-26~ 图 5-28)。

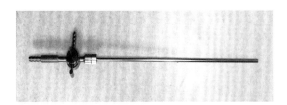

图 5-26　吸引器

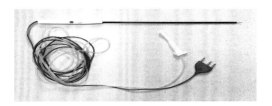

图 5-27　吸烟电钩

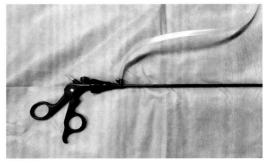

图 5-28　钳孔接吸引

（罗双灵　任明扬）

参 考 文 献

［1］ BUESS G, HUTTERER F, THEISS J, et al. A system for a transanal endoscopic rectum operation [J]. Chirurg, 1984, 55 (10): 677-680.

［2］ ATALLAH S, ALBERT M, LARACH S. Transanal minimally invasive surgery: a giant leap forward [J]. Surg Endosc, 2010, 24 (9): 2200-2205.

［3］ SYLLA P, RATTNER DW, DELGADO S, et al. NOTES transanal rectal cancer resection using transanal endoscopic microsurgery and laparoscopic assistance [J]. Surg Endosc, 2010, 24 (5): 1205-1210.

［4］ DE LACY FB, VAN LAARHOVEN JJEM, PENA R, et al. Transanal total mesorectal excision: pathological results of 186 patients with mid and low rectal cancer [J]. Surg Endosc, 2018, 32 (5): 2442-2447.

［5］ KANG L, CHEN WH, LUO SL, et al. Transanal total mesorectal excisionfor rectal cancer: a preliminary report [J]. Surg Endosc, 2016, 30 (6): 2552-2562.

［6］ 经肛门内镜微创手术 (TEM) 技术专家共识 (2016)[J]. 中华胃肠外科杂志, 2016, 19 (7): 731-733.

［7］ ATALLAH S, GONZALEZ P, CHADI S, et al. Operative vectors, anatomic distortion, fluid dynamics and the inherent effects of pneumatic insufflation encountered during transanal total mesorectal excision [J]. Tech Coloproctol, 2017, 21 (10): 783-794.

［8］ 任明扬, 杨选华, 杨旭芬, 等. 自制简易气腔恒压装置在经肛门全直肠系膜切除中的应用 [J]. 中华胃肠外科杂志, 2018, 21 (8): 942-944.

［9］ 中国经肛腔镜外科学院, 中国医师协会外科医师分会 TaTME 专业委员会, 中国直肠癌 TaTME 临床研究协作组中国医师协会结直肠肿瘤专业委员会, 等. 中国经肛腔镜外科学院培训体系 (第一版)[J]. 中华胃肠外科杂志, 2018, 21 (3): 347-351.

［10］ 中国医师协会外科医师分会经肛门全直肠系膜切除术专业委员会, 中国医师协会外科医师分会结直肠外科医师委员会, 中国经肛腔镜外科学院. 中国经肛腔镜手术专家共识 (2019 版)[J]. 中华胃肠外科杂志, 2019, 22 (6): 501-506.

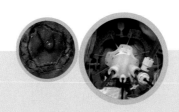

第六章

经肛全直肠系膜切除术术前准备

第一节　术者准备

由于经肛操作空间较为狭小,视野与传统经腹入路相反,在开展经肛腔镜手术前,术者需具备良好的腔镜操作基础及低位直肠手术经验。根据《中国经肛腔镜外科学院培训体系》(第一版)建议,在开展经肛腔镜手术前,术者应每年完成腹腔镜结直肠手术 50 例以上,然后到具有一定资质的培训中心分阶段进行培训(表 6-1)。

表 6-1　taTME 三阶段培训

	第一阶段 (初级)	第二阶段 (中级)	第三阶段 (高级)
培训对象	没有单孔腔镜操作经验的专科医师	没有经肛腔镜操作经验的专科医师	开始经肛腔镜手术尚未度过学习曲线的专科医师
培训设备	单孔腔镜仪器设备及器械、能量器械、腔镜模拟训练箱、多媒体、动物实验室	经肛腔镜仪器设备及器械、能量器械、吻合器械、单孔通道、气腹机、经肛模拟训练箱、多媒体、手术转播设备、动物实验室	经肛腔镜仪器设备及器械、能量器械、吻合器械、单孔通道、气腹机、经肛模拟训练箱、多媒体、手术转播设备、动物实验室、尸体解剖实验室
培训目的	了解单孔腔镜器械的使用方法,掌握腔镜下抓持、剪切、缝合打结等基础操作技能。熟悉腔镜下左右手的协调配合、视觉转换和各种操作动作	掌握经肛腔镜平台的建立方法,熟练经肛腔镜下抓持、剪切等操作技能。熟悉经肛腔镜下缝合及肠道吻合的方法	熟悉经肛单孔操作左右手的协调以减少筷子效应的影响,了解经肛腔镜手术的解剖层次,并发症的预防及处理,掌握 taTME 手术的操作要点
培训模块	传递—传豆子、精细剪切—剪圆圈、分离—剥葡萄、缝合打结—离体组织缝合	经肛单孔通道内荷包缝合,动物模拟腔镜结直肠切除吻合手术	动物或尸体手术:模拟 taTME 手术操作

1. **第一阶段**　首先进行单孔腔镜手术的培训。对于熟悉传统多孔腹腔镜操作的医师,刚开始进行单

孔腔镜操作时,由于双手操作及腔镜在同一视野方向上,形成"筷子效应",术者会感到不适应。相对于腹腔镜手术,taTME 手术需要术者通过单孔平台在更狭小的空间进行手术,因此建议术者先进行单孔腹腔镜的训练。

2. **第二阶段**　在熟悉单孔腔镜操作技巧后,建议术者进行经肛手术的基本操作训练。主要包括经肛腔镜平台的建立,经肛腔镜下缝合方法,经肛标本取出方法,经肛腔镜下切除局部病灶等内容。

3. **第三阶段**　为 taTME 临床前试验。主要通过动物或尸体试验模拟 taTME 手术操作,系统地学习taTME 手术的操作要点,围手术期管理,并发症防治等内容。

因为 taTME 操作视野与传统腹腔镜相反,对术者要求较高,学习曲线较长,因此建议有条件的中心在保障病人安全的前提下谨慎规范开展该项技术。开展前应组织科室讨论,团队协作,详细制定手术方案,按 IDEAL 框架分步实施。建议在有 taTME 手术经验的专家在场指导的情况下开展,且优先选择中年女性、身材中等、肿瘤不大、分期较早的中段直肠癌病例相对而言会更加安全。条件允许的情况下建议经肛经腹两组手术团队同时进行操作,在缩短手术时间的同时也提高了手术的安全性。

第二节　病 人 准 备

1. **心理准备**　taTME 手术是一种超低位保肛的新术式,且相对于传统手术具有创伤小,术后恢复快等优势,但对于大多数病人而言是一种陌生的手术方式。部分病人可能会在术前产生心理紧张等情绪,医护人员应耐心与病人及家属进行沟通及心理疏导,介绍 taTME 手术的操作步骤、优势及可能存在的风险。

2. **肠道准备**　taTME 手术由于涉及经自然腔道进行操作,为避免术中污染,要求病人术前必须进行机械性肠道准备,建议术前服用泻剂和口服肠道抗生素,彻底清洁肠道。

第三节　手术室准备

taTME 手术由于经肛经腹两个手术团队同时进行的特殊要求,需要的手术室空间更大,所有的腔镜设备需要准备 2 套,建议配置 2 名器械护士,且有一些特殊仪器设备的需要,因此要提前与手术室沟通设备、器械及人员准备,有利于手术的顺利进行(图 6-1)。

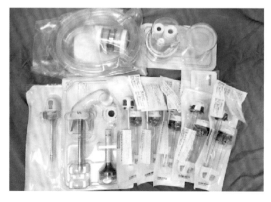 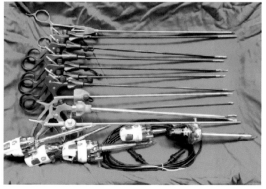

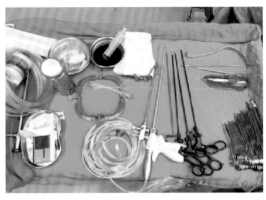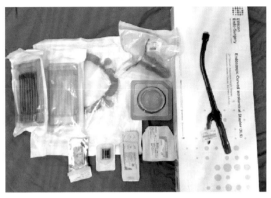

图 6-1 taTME 手术常用手术器械准备

（罗双灵 冯 波）

参 考 文 献

［1］中国经肛腔镜外科学院, 中国医师协会外科医师分会 TaTME 专业委员会, 中国直肠癌 TaTME 临床研究协作组中国医师协会结直肠肿瘤专业委员会, 等. 中国经肛腔镜外科学院培训体系 (第一版)[J]. 中华胃肠外科杂志, 2018, 21 (3): 347-351.
［2］中国医师协会外科医师分会经肛门全直肠系膜切除术专业委员会, 中国医师协会外科医师分会结直肠外科医师委员会, 中国经肛腔镜外科学院. 中国经肛腔镜手术专家共识 (2019 版)[J]. 中华胃肠外科杂志, 2019, 22 (6): 501-506.

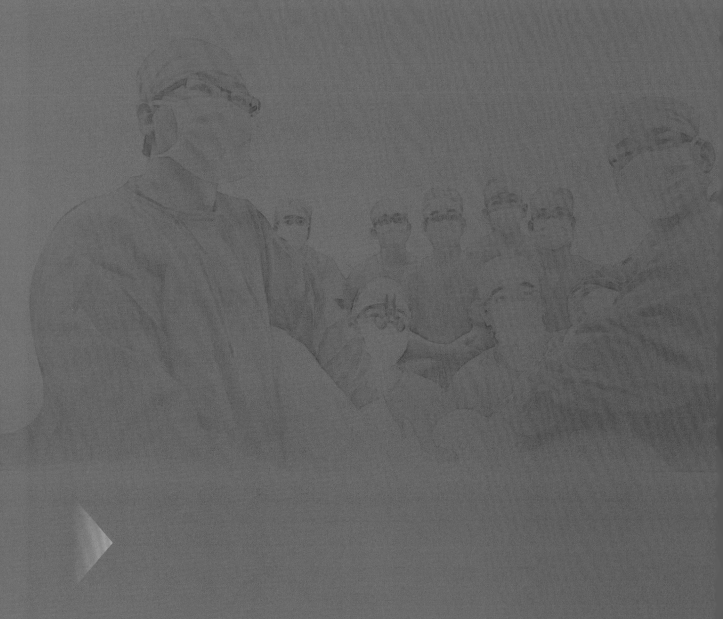

TRANSANAL TOTAL MESORECTAL
EXCISION

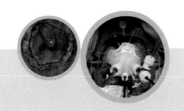

第一节　助　手　配　合

在一台手术当中,主刀医师占据核心地位,作为助手的角色目标是配合主刀医师顺利完成手术,这就要求助手:熟悉手术流程、充分显露术野、配合动作默契等。无论是对于开腹手术、腹腔镜手术,还是经肛腔镜手术,对助手的这些要求都是共通的。特别是在经肛全直肠系膜切除术中,对助手的配合提出了更高的要求。

（一）熟悉流程

1. 术前评估　目前,经肛全直肠系膜切除术最主要的适应证是中低位直肠癌,尤其是男性、肥胖、前列腺肥大、骨盆狭小、新辅助放疗后等"困难骨盆"病人,助手在手术前应对病人的病史、肿瘤分期有充分的了解,亦应亲自行肛门指检。在术前评估中尤其需注意以下几点。

（1）新辅助放疗:经放射治疗后,直肠放射性损伤区域会出现微血管改变、间质纤维化、黏膜溃疡、水肿及炎性细胞浸润,这些都增加了吻合口漏的发生风险;放疗后组织的炎性水肿也显著增加了手术难度。术前助手对此应有充分的认识,并做好预防性回肠造口的术前定位。

（2）侧方淋巴结:对于术前 MRI 高度怀疑侧方淋巴结转移的病人,可行经腹或经肛侧方淋巴结清扫术。助手应术前详细阅片,明确侧方淋巴结所在位置及清扫范围。

（3）功能评估:长时间的扩肛、手术中盆腔自主神经的损伤、新辅助放疗、侧方淋巴结清扫等操作都会影响病人的肛门、泌尿及性功能,助手在术前应做好肛门直肠测压、残余尿及尿流量测定和性功能量表调查等术前准备工作。

2. 术中准备　在经肛全直肠系膜切除手术开始前,助手应提前到达手术间,协助巡回护士摆放病人体位、显示器及气腹机位置,并协助备好术中需要使用的经肛单孔操作平台、肛门拉钩、特殊缝线等专门手术器械。

（1）病人体位:病人术中常规摆放改良截石位,即头低脚高、床右侧倾斜 15°,保证两腿充分外展的同时,病人右侧大腿需较对侧降低 15°~20°;病人肛门部需充分显露,并在手术床尾侧预留足够空间放置经肛操作平台（图 7-1）。

（2）手术人员站位及器械摆放：经腹组按常规腹腔镜直肠癌手术站位，经肛组主刀医师位于病人左侧，助手位于病人右侧（图7-2）；术中需同时使用两台气腹机及腹腔镜设备，经腹操作组使用的气腹机和显示器放置在病人左腿外侧，经肛操作组的显示器放置在病人头侧（图7-3）。

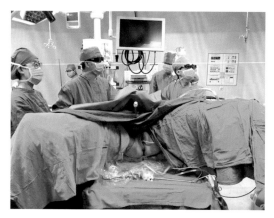

图 7-1　病人摆放改良截石位

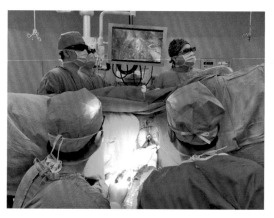

图 7-2　手术人员站位

（二）时刻保持"方向意识"

在常规腹腔镜直肠癌手术中，可以找到明显的解剖学标志协助扶镜手明确方向，包括两侧的髂血管、子宫、腹膜反折等；而在经肛全直肠系膜切除术中，空间狭小、操作难度大，气腹压力的轻微波动即会引起术野明显的扑动。且由于杠杆原理，镜头的轻微移动也会导致视野出现明显的晃动，大大提高了对助手扶镜的要求。并且，在初期开展经肛腔镜手术时，平面不易寻找，缺乏明确的解剖学定位标记，这就要求扶镜手要时刻保持"方向意识"，保证截石位钟点方向的正确，以免误导主刀进入错误平面，导致出血、神经损伤等并发症。

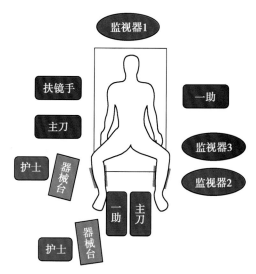

图 7-3　器械摆放位置

1. **扶镜要求**　"稳""清""小"。"稳"，指的是在扶镜过程中，要保持术野稳定，不会由于扶镜手的晃动而出现术野的扑动；"清"，指的是时刻保持术野清晰，包括及时擦镜、调节焦距、烟雾明显时要及时退镜等操作；"小"，指的是扶镜手动作幅度要小，尽量控制移动镜子的幅度，且在移动过程中需避免影响主刀的操作。

2. **腔镜视野**　目前在临床上广泛使用的腹腔镜镜头是30°的斜面镜，助手一手稳住腹腔镜镜身，另一手通过旋转光源，可以在尽量减少镜身移动的情况下，提供足够的操作视野。

（1）正面观：在操作直肠后方平面时，保持光源在12点位置，此时为正面观（图7-4）。

（2）右面观：在操作盆腔右侧平面时，可将光源旋转至3点位置，此时为右面观（图7-5）。

（3）左面观：在操作盆腔左侧平面时，可将光源旋转至9点位置，此时为左面观（图7-6）。

（4）倒镜：在操作直肠前方平面时，可将光源旋转至6点位置，此时为倒镜图像（图7-7）。

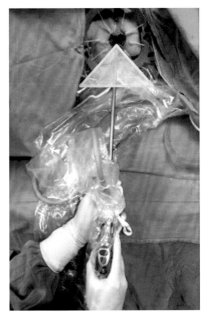 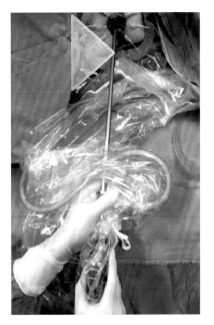

图 7-4　正面观　　　　　　　　　　　　图 7-5　右面观

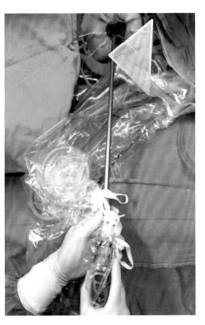 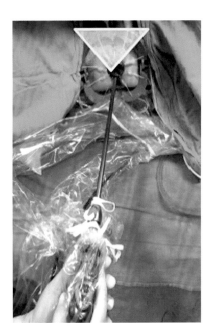

图 7-6　左面观　　　　　　　　　　　　图 7-7　倒镜

第二节　术中配合

1. **充分扩肛**　扩肛是经肛操作的首要步骤,在良好麻醉的情况下,充分扩肛有利于术野的显露及后续经肛操作平台的建立。目前常用的扩肛器械是肛门自固定拉钩,能够根据手术的需要随时调整扩肛的位置和张力(图 7-8)。需注意的是,此拉钩较为锋利,易扎破手套伤及术者皮肤,需注意做好相关自我防护。

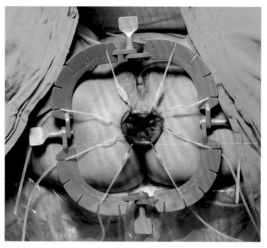

图 7-8 使用 lonestar 拉钩扩肛

2. **荷包缝合** 根据肿瘤位置,选择直视或腔镜下于肿瘤远端行直肠内荷包缝合,并打结牢靠,隔离肿瘤近端肠腔,然后使用碘伏及生理盐水冲洗术野。此操作的作用为:①明确肿瘤远切缘距离;②避免病人因肠道准备不良,术中有粪便污染术野;③避免手术过程中肿瘤细胞的脱落种植;④避免经肛操作注入气后,气体进入近端结肠而影响经腹组医师手术操作。在此操作过程中,助手可使用吸引器,及时将缝合过程中的渗血吸除干净,有利于主刀医师的缝合操作(视频 7-1)。

3. **切开直肠壁** 当直肠肿瘤位置比较低,行内荷包缝合后,远端直肠腔空间不足以放置经肛单孔操作平台,此时可先在直视下环形、全层切开直肠壁。此时,助手可借助小 S 拉钩,提供足够的张力来帮助显露术野;另外,可继续使用吸引器,既可吸除烟雾及创面渗血,亦可利用吸引器头端帮助显露(视频 7-2)。

4. **前壁游离** 当游离出足够空间、放置经肛单孔操作平台后,建立气腔行全直肠系膜切除。切开的层面标志为肠壁外层的纵行肌纤维,此时,扶镜手可将光源旋转至 6 点钟方位,提供倒镜视野(视频 7-3)。

5. **后壁游离** 直肠后壁全层切开,进入直肠后间隙。此时,扶镜手将光源移至 12 点位,提供直视正面视野(视频 7-4)。

视频 7-1 肿瘤
远端内荷包缝合

视频 7-2 环形、
全层切开直肠壁

视频 7-3 直肠
前壁游离,注意
倒镜使用

视频 7-4 直肠
后壁游离,提供
正面视野

6. **直肠侧方游离** 游离直肠侧方时,同样层面标志为纵行肌纤维,切开后即进入正确游离层面。此时,助手可将光源旋转至 3 点或 9 点位,在尽量不干扰主刀医师操作的前提下,提供足够清晰、稳定的视野(视频 7-5、视频 7-6)。

7. **前后贯通、上下会师** 经肛操作游离直肠前方至腹膜反折水平,游离直肠后方至第三骶椎水平,同时游离直肠两侧方至相同平面,此时可与经腹操作组会师。会师部位优先选择腹膜反折处打开,会师后向两侧方及后方拓展,直至将整个近端直肠完全游离(视频 7-7)。

视频 7-5　直肠
左侧方游离

视频 7-6　直肠
右侧方游离

视频 7-7　前后
贯通、上下会师

（蔡永华　徐　庆）

参 考 文 献

［1］王磊, 马腾辉, 汪建平. 慢性放射性直肠病单中心十年系列研究荟萃 [J]. 中华胃肠外科杂志, 2018, 21 (1): 29-32.

［2］DENG Y, CHI P, LAN P, et al. Modified FOLFOX6 With or Without Radiation Versus Fluorouracil and Leucovorin With Radiation in Neoadjuvant Treatment of Locally Advanced Rectal Cancer: Initial Results of the Chinese FOWARC Multi-center, Open-Label, Randomized Three-Arm Phase Ⅲ Trial [J]. J Clin Oncol, 2016, 34 (27): 3300-3307.

［3］兰平, 陈钰锋, 吴现瑞. 合理把握直肠癌侧方淋巴结清扫适应证 [J]. 中国实用外科杂志, 2018, 38 (10): 1119-1123.

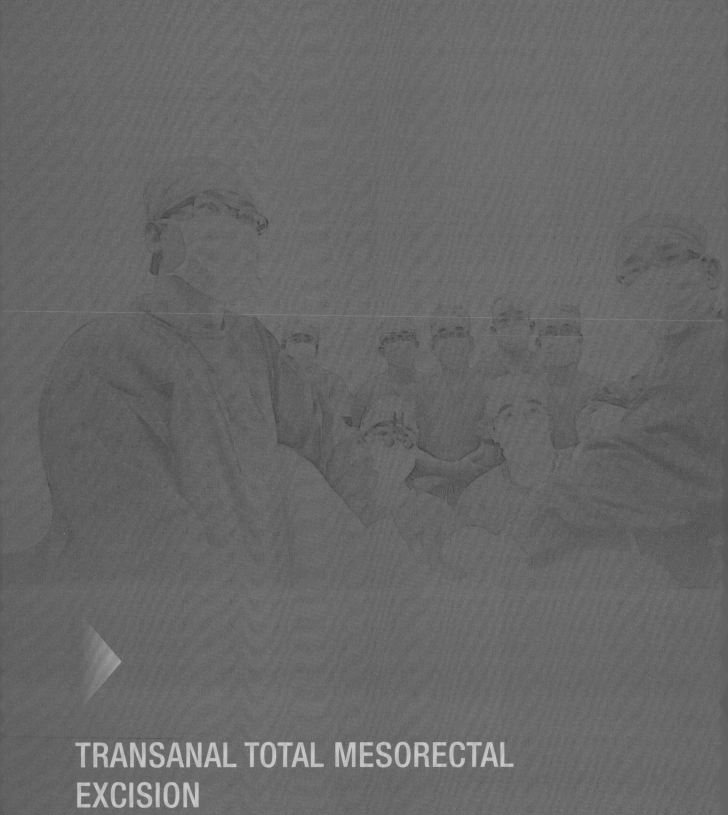

TRANSANAL TOTAL MESORECTAL
EXCISION

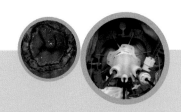

第八章

经肛全直肠系膜切除术

第一节　经肛全直肠系膜切除术的适应证与禁忌证

【适应证】

1. 中低位直肠癌,尤其是距肛缘 5cm 以下的低位直肠癌。
2. 直肠上段肿瘤,但与膀胱或子宫,精囊腺粘连紧密,经腹入路难以明确肿瘤下缘者。
3. 直肠弥漫性海绵状血管瘤等累及直肠下段及肛管的各种良性疾病。
4. 有腹部手术史腹腔粘连者。

【禁忌证】

1. 肛门狭窄或损伤史难以建立操作平台者。
2. 全身状态和各脏器功能不能耐受手术和麻醉者。
3. 广泛远处转移,无法完整切除,无需急诊处理并发症者。

第二节　手术操作步骤及注意事项

1. 手术体位及术者站位

(1)手术体位:病人采用头低脚高截石位,双侧下肢抬高且外展,臀部突出手术床平面以便充分暴露肛门,保证肛门侧有足够的操作空间,同时在病人肛侧放置操作台(见图 5-13、图 5-14)。

(2)术者站位:经肛操作时,主刀坐在病人两腿之间,扶镜手位于主刀左侧。腹部操作组,站位与常规腹腔镜 TME 相同,即腹部组主刀、扶镜手站于病人右侧,助手站在病人左侧;完全经肛操作时,无需腹部手术组(图 8-1)。

2. 仪器设备准备及放置

(1)通用设备及放置:两套主机及显示屏(如有吊臂显示屏更佳),两套腔镜设备及操作器械,若为完全经肛则各仅需一套(见图 7-3)。

(2)经肛门操作设备及放置:半圆肛窥(图 8-2),肛门拉钩(图 8-3),经肛组操作台(与手术床同高或略低)(图 8-4),2 个小 S 型腹部拉钩,Airseal 气腹机(或自制恒压装置)(图 8-5、图 8-6),操作平台(TEM、SILS PORT、GelPOINT)(图 8-7),电钩 / 电铲(图 8-8)。

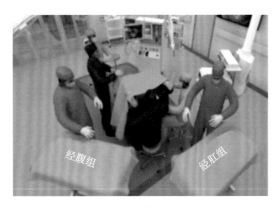

图 8-1 术者站位

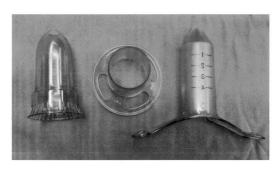

图 8-2 肛窥

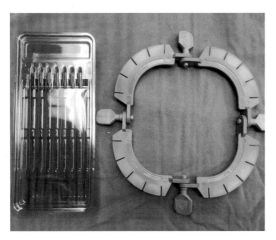

图 8-3 肛门拉钩

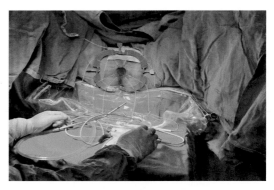

图 8-4 肛门操作平台及放置

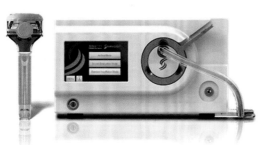

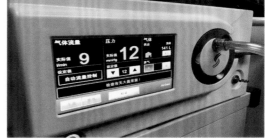

图 8-5 Airseal 气腹机

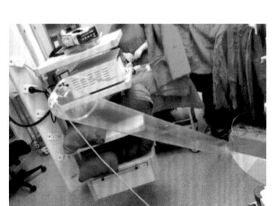
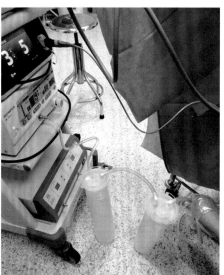

图 8-6　自制恒压装置

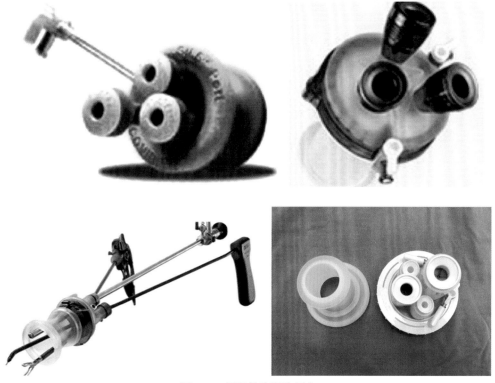

图 8-7　经肛单孔操作平台

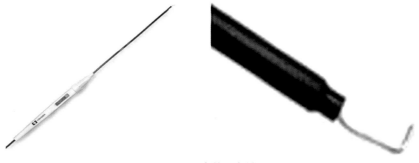

图 8-8　电钩/电铲

3. **扩肛及肛门牵开**　会阴区消毒,碘附溶液冲洗肛管及肠腔且充分扩肛后使用肛门拉钩牵开肛门,充分显露(图 8-9)。

4. **荷包缝合**　对于低位直肠癌病人,先用半圆肛窥暴露肿瘤(图 8-10),在距离肿瘤下缘 1~2cm 处直视下进行荷包缝合,以封闭肠腔,隔离肿瘤(图 8-11)。对于超低位直肠癌病人或已累及肛管的肿瘤,需先切开肠壁再荷包缝合(图 8-12)。对于中位直肠病变,采取先荷包缝合后腔镜下切开(图 8-13~ 图 8-15,视频 8-1,视频 8-2)。

5. **远端冲洗**　荷包缝合后,充分冲洗远端肠腔后在荷包缝合线下缘(图 8-16),环形切开肠壁各层(必要时可切除部分或全部肛门内括约肌)。

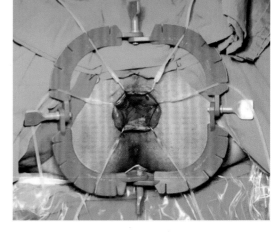

图 8-9　肛门拉钩牵开肛门

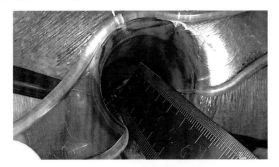

图 8-10　半圆肛窥显露肿瘤

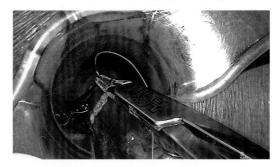

图 8-11　荷包缝合隔离肿瘤并冲洗

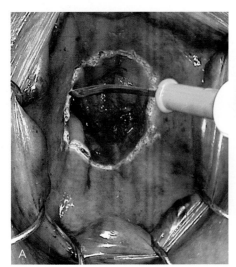

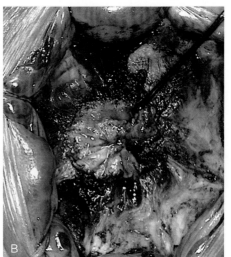

图 8-12　先切开(A)再荷包缝合(B)

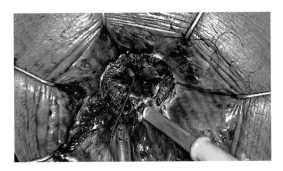

图 8-13 直视下切开肠壁

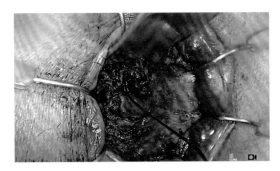

图 8-14 直视下游离出层面

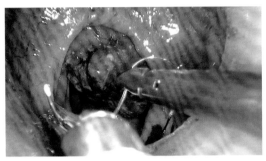

图 8-15 腔镜下荷包缝合

视频 8-1 直视
下荷包缝合

视频 8-2 腔镜
下荷包缝合

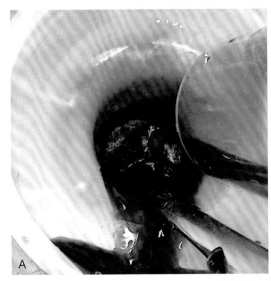

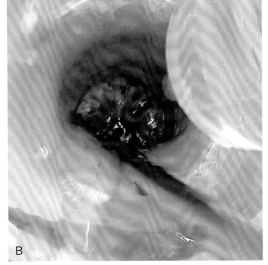

图 8-16 冲洗肠管远端

A. 碘附;B. 生理盐水。

6. **置入经肛操作平台建立操作空间**　对于低位直肠癌病人直视下游离 4cm 左右后，置入经肛手术操作平台和手术器械，用恒压气腹机或自制恒压装置建立气腔（压力维持在 12~15mmHg）。对于中位直肠癌病人，可先直接放入操作平台，腔镜下荷包缝合。而后沿游离层面从下往上逐步游离。

7. **游离直肠周围间隙**　游离前先环形标记切缘，游离过程中先从侧方由里向外全层切开，切开联合纵肌后可见盆膈上筋膜，此时则进入正确游离层面，接着沿层面由远端向近端游离，同时向前后方拓展，同样方法游离对侧，往前方进入前方直肠前间隙，后方进入直肠后间隙，继续沿盆筋膜脏层与直肠固有筋膜间的"神圣平面"以"削苹果"的方式环形由下而上游离直肠系膜，直至与腹部操作组会合，此即完成全直肠系膜的游离。对于男性病人，在前方游离时应注意直肠尿道肌，后方注意 Hiatal 韧带（图 8-17~图 8-23；视频 8-3~ 视频 8-14）。

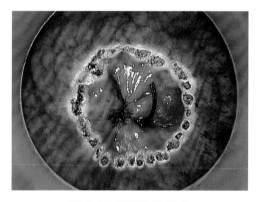

图 8-17　环形标记切缘

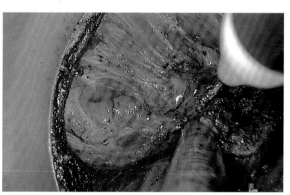

图 8-18　侧方开始游离切开肠壁全层

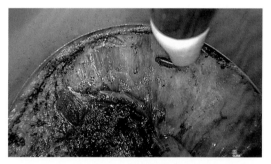

图 8-19　前方切开联合纵肌，进入直肠前间隙

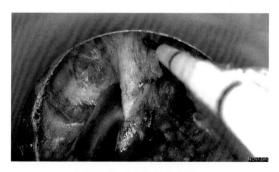

图 8-20　切断直肠尿道肌

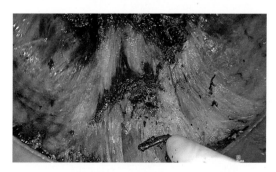

图 8-21　后方切开 Hiatal 韧带

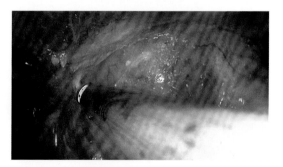

图 8-22　打开腹膜反折

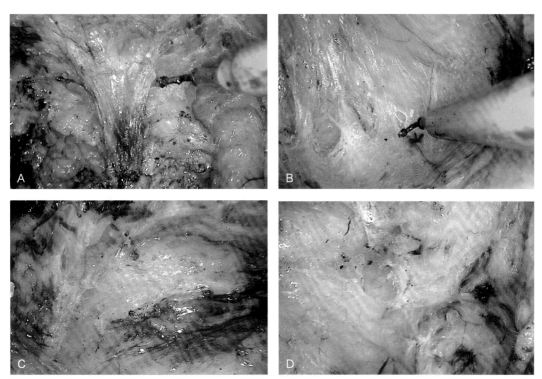

图 8-23 手术分离层面展示
A. 前壁；B. 后壁；C. 右侧壁；D. 左侧壁。

视频 8-3 环形
切开肠壁全层

视频 8-4 直视
下分离括约肌间
隙前方

视频 8-5 直视
下分离括约肌间
隙后方

视频 8-6 直视
下分离括约肌间
隙左侧

视频 8-7 直视
下分离括约肌间
隙右侧

视频 8-8 离断
直肠尿道肌

视频 8-9 离断
Hiatal 韧带

视频 8-10 分离
盆膈上间隙

视频 8-11 离
断骶骨直肠韧带

视频 8-12 右侧
侧韧带解剖

视频 8-13 左侧
侧韧带解剖

视频 8-14 打开
腹膜反折

8. 肠系膜下血管游离及结扎

（1）经腹经肛联合 taTME 操作：同传统腹腔镜方法。

（2）完全经肛 taTME 操作：完成全直肠系膜的游离后，从前方或右侧进入腹腔（左侧因有乙状结肠系膜与后腹膜的先天性粘连，不易找到平面）。将游离直肠向腹侧翻转，继续沿后方向近端紧贴直肠固有筋膜游离，至左右髂总动脉交叉处近端 2cm 左右即可见到肠系膜下动脉根部从腹主动脉发出，结扎切断肠系膜下血管。游离过程中应注意避免损伤血管、双侧下腹神经和下腹上神经丛（图 8-24~ 图 8-26，视频 8-15）。

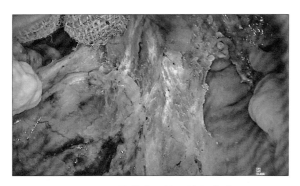

图 8-24　将游离肠管翻转入腹腔

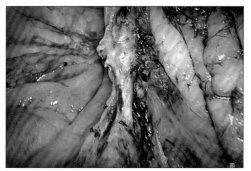

图 8-25　经肛游离至肠系膜下血管根部

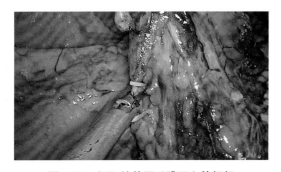

图 8-26　经肛结扎肠系膜下血管根部

视频 8-15　完全经肛全直肠系膜切除术

9. 标本拖出及离断

充分游离乙状结肠系膜后，撤离经肛操作平台，置入切口保护套，将游离肠管经肛门拖出。若标本过大时，应另做腹部切口移除标本。无论经肛或经腹拖出标本，均应按照直肠癌根治原则裁剪系膜，在距肿瘤病灶近端 10cm 以上处离断肠管，并清洗盆腔及腹腔（图 8-27~ 图 8-30）。

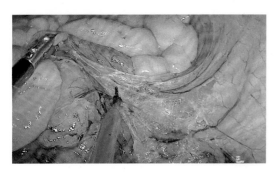

图 8-27　游离乙状结肠系膜

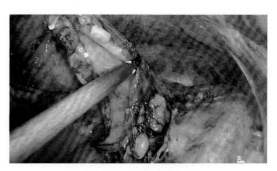

图 8-28　裁剪直肠系膜

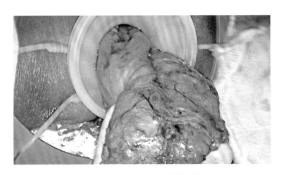

图 8-29 经肛移除标本

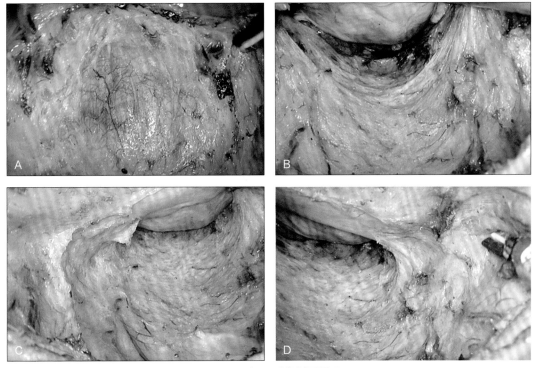

图 8-30 经肛手术创面展示
A. 前壁;B. 后壁;C. 右侧壁;D. 左侧壁。

10. 检查肠管系膜方向及止血 检查肠管系膜方向,注意观察有无系膜扭转及活动性出血。

11. 消化道重建

(1)若吻合口距齿状线 2cm 以上时,可以用吻合器吻合的方式重建消化道(图 8-31,视频 8-16)。即将钉砧头置入近端肠腔,经肛侧断端完成全层荷包缝合后,收紧荷包线在已还纳入盆腔的钉砧头中心杆上,确定肠管无扭转后将吻合器与外置中心杆对接,完成端 - 端吻合,并检查吻合口。

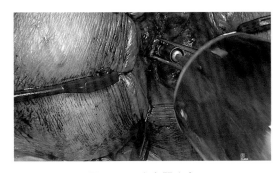

图 8-31 吻合器吻合

ER23

视频 8-16 经
肛吻合器吻合

（2）若吻合口距齿状线 2cm 以内时，可在直视下用 3/0 或 2/0 倒刺线进行连续全层缝合，完成端 - 端手工吻合（图 8-32，视频 8-17）。

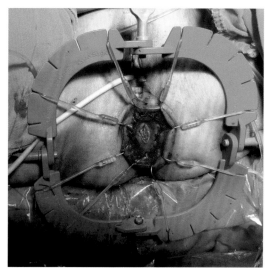

视频 8-17　经肛
手工吻合

图 8-32　倒刺线连续缝合完成吻合

（张兴伟　康　亮）

参 考 文 献

［1］ SYLLA P, RATTNER DW, DELGADO S, et al. NOTES transanal rectal cancer resection using transanal endoscopic micro-surgery and laparoscopic assistance [J]. Surg Endosc, 2010, 24 (5): 1205-1210.
［2］ KANG L, CHEN WH, LUO SL, et al. Transanal total mesorectal excision for rectal cancer: a preliminary report [J]. Surg Endosc, 2016, 30 (6): 2552-2562.

第三节　术中并发症的处理及预防

目前经肛全直肠系膜切除（taTME）手术多采取联合腹腔镜的杂交式手术方式，与腹腔镜 TME 手术的差异在于经肛游离过程，相关的术中并发症主要是由于经肛操作的层面错误导致的各种副损伤，其次就是与实施 taTME 的特殊辅助条件有关的并发症。经过 10 余年发展和探索，虽然很多在开展初期出现的并发症目前已经很少见了，但是即便是对于经验丰富的医生，仍然需要时时警惕这些并发症。由于多数术中并发症的发生机制与尿道损伤的机制都比较类似，故本章着重阐述尿道损伤的原因和预防方法。实际上，目前 taTME 的术中并发症也主要集中在寻找层面的过程中，一旦进入熟悉的层面，很少再会出现额外的并发症。

一、尿道损伤

早期 taTME 的尿道损伤概率由于受单中心和小样本的影响，差异较大，在 0~6.7% 之间，2019 年国际多中心注册研究的 1 594 例 taTME 手术中尿道损伤的概率是 1.1%（剔除女性病例）。导致 taTME 手术的尿道损伤主要有 3 个因素，即病人的具体情况、解剖结构的认知辨别和辅助人员以及设施的影响。

1. 病人因素　首先只有男性才会出现尿道损伤，女性出现的只能是阴道损伤。其次是病人的肿瘤位置,理论上只有低位的肿瘤导致远切缘在肛提肌水平附近才有可能损伤尿道,如果远切缘在前列腺水平不可能出现尿道的损伤,除非是把前列腺游离下来而且出现完全的方向性错误(注:taTME 开展的早期由于没有任何借鉴经验的时候有出现这种情况的,所以初学者必须进行结构化培训和交流学习)。另外就是病人的局部因素,例如重度前列腺增生以及做过前列腺手术的尿道损伤风险都会增加,新辅助放疗病人的纤维化和水肿状态也都会增加尿道损伤的风险。

2. **解剖结构的认知和辨别**　导致尿道损伤的主要原因还是对于盆底的解剖结构不清楚所致。首先是关于 Hiatal 韧带,笔者认为所谓的 Hiatal 韧带其实是直肠纵肌的分支,具体表现为直肠纵肌在穿出肛提肌裂孔前分出一大(1 点到 11 点)一小(11 点到 1 点)两个扇形的肌纤维束依附固定在肛提肌上,这两部分肌肉分别在 6、12 点肥厚发达,然后分别由后向前、由前向后往 1、11 点方向逐渐变薄变弱以至消失(图 8-33)。其中 12 点方向的 Hiatal 韧带就是所谓的直肠尿道肌,taTME 手术需要从内向外离断直肠全层,由于直肠尿道肌本身就是直肠纵肌的一部分,所以在前方就会出现沿着直肠尿道肌的走行方向一直向腹侧分离的情况,这就是 taTME 导致尿道损伤的主要原因(图 8-34)。反之如果是过于保守,就会出现在直肠纵肌内一直向背侧游离的现象,这样就会出现环周切缘阳性甚至直肠穿孔的现象。而直肠穿孔也正是 taTME 手术的另一个术中并发症,出现的部位也多数为前壁(图 8-35)。与尿道损伤有关的另一个解剖结构就是肛提肌,其中与低位直肠手术中关系最为密切的是耻骨直肠肌。taTME 手术时,如果切入点较低,切开直肠全层后会看见明显的耻骨直肠肌,但是如果一直沿着耻骨直肠肌的表面进行分离,就会游离到前列腺的外侧(耻骨直肠肌延续至直肠和前列腺外侧),进而导致前列腺被游离下来而出现尿道损伤,这实际上也是导致经肛操作中 NVB 损伤的一个原因。

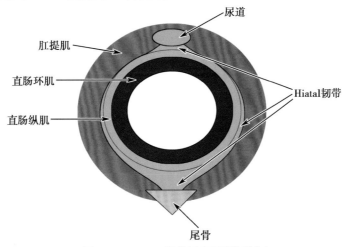

图 8-33　Hiatal 韧带示意图(横断位)

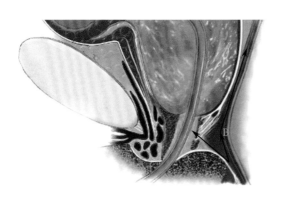

图 8-34　taTME 导致尿道损伤的主要原因
A. 过度游离损伤尿道;B. 保守游离损伤直肠。

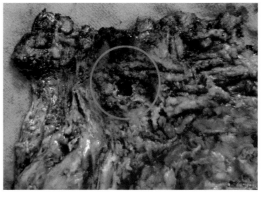

图 8-35　直肠前壁破损

3. **手术人员和设施** 手术人员及经肛的辅助操作平台,手术设施等也会影响手术中的并发症。首先是扶镜手的因素,操作中术者需要清晰判断解剖结构,熟练的扶镜手至关重要。目前并无研究明确扶镜手和术者的位置关系,有的单位习惯二者皆坐位而有的单位则是扶镜手站着,术者坐着,至于二者的前后左右位置各中心的习惯也不一样,这个小细节也会影响术中并发症例如,尿道损伤的出现。经肛操作 port 的影响同样不可忽视。在操作器械的支点作用下,port 的纵轴与肛管的纵轴经常不吻合,而是交叉状态,port 的面板朝向术者方向向下倾斜,此外坐位的扶镜手的目视方向是斜向上的,所以置入镜头后方向通常会直接指向直肠的前壁即前列腺,这种情况就比较容易误导术者在前方的游离过深进而增加损伤尿道的风险。所以在游离前方的时候,扶镜手左手按压 port 的上缘使其和肛管的纵轴一致会有助于术者对前壁解剖的辨别,另外扶镜手站着有可能在一定程度上减少这种经肛角度的偏差。缺乏良好的手术辅助设施会影响手术顺利进行,最明显的就是气腹的稳定性,扑动的术野和充满烟雾的视野都会增加术中的并发症。

二、出血

理论上 taTME 手术的出血风险并不会有别于经腹的 TME 手术,因为二者游离的层面都是一样的,唯一不同的就是经肛的由内向外的黏膜外科技术导致的黏膜层以及痔血管的出血。高位切入点出现的黏膜层的出血通常并不常见,明显的出血常常是那些远切缘位于齿状线附近的,主要是痔血管的出血,这种出血相对会有比较固定的位置(痔核位置,个体化差异不太大),一般出血量也不大,比较容易止血,除非是血管缩回到 port 的边缘(受置入管路的影响,有的方向止血不是很顺畅),这种情况下拆卸经肛 port、直视下止血相对会更容易些。出血往往会导致视野的模糊,进而增加了接下来寻找正确游离层面的困难。目前并没有完美地解决黏膜层出血的技术方案,有的中心采用超声刀分离黏膜层,但是这会不利于接下来肌层清晰的解剖分离。至于其他的出血问题,主要还是出现在层面的寻找过程中,过度的游离引起盆壁血管的损伤,保守的游离则可能导致直肠系膜内的出血甚至直肠穿孔。taTME 手术的盆壁血管出血概率为1%~3%,与腹腔镜或开腹的 TME 并没有统计学上的差异,导致盆壁的出血多是由于烟雾、气压不稳以及视野不清等因素。至于骶前血管、髂血管等破损导致的大出血已经鲜有报道,由于目前的 taTME 手术多为杂交式,有经腹组的辅助,很少再会出现大血管的损伤。

三、神经血管束的损伤

笔者将神经血管束(neurovascular bundle,NVB)分为 3 个部分(图 8-36)。第一部分是起始部,即精囊腺的外上方,神经和血管尚呈网状交织在一起,界限不清;第二部分是主干部,即走行在前列腺后外侧的部分,呈典型的集束样表现;第三部分是海绵体部,呈放散状末梢神经表现,直接控制勃起功能。一般腹腔镜 TME 手术关注的是 NVB 的起始部,而 taTME 手术的经肛操作容易损伤的是主干部。首先由于上述的经肛视角原因,在前壁游离的过程中 NVB 的主干部会明显地显露在视野中;其次同样由于上述的容易沿着耻骨直肠肌的走行游离到前列腺外侧的原因,常常会出现 NVB 外侧的过度游离,这样 NVB 就容易被牵拉下来;最后,taTME 的经肛游离实际上就是一个单孔的单人操作,在缺乏对抗牵引的状况下相对更改容易将 NVB 过度牵拉进而导致损伤。此外还有一个 TME 也未完全明了的影响因素,就是侧韧带,只不过经腹 TME 手术可以通过与近端直肠固有筋膜的纵向对比延续来分离侧韧带的层面,而经肛的游离则缺乏足够

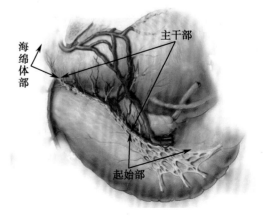

图 8-36 NVB 的三部分

海绵体部

主干部

起始部

的能够指引纵向层面的直肠系膜(尤其在靠近远切缘的部位),这样 taTME 手术的侧韧带附近的层面更难把控,过于靠内侧游离引起 NVB 的损伤,反之则易引起盆壁血管和神经的损伤。

四、CO_2 栓塞

2019 年国际多中心注册研究的 6 375 例 taTME 手术中出现 CO_2 栓塞的概率是 0.4%,这是 taTME 因其技术特点而有可能增加的并发症风险。导致 taTME 手术中出现 CO_2 栓塞的主要原因还是在于经肛操作的空间相对狭小,局部的压力较大,另外为了防止操作过程中的扑动而通常采用恒压的气腹机,甚至通过增加经肛的气腹压力来维持视野的稳定,这种情况下出现血管壁损伤的时候就会增加气体栓塞的风险。此外 taTME 手术又容易损伤的粗大的 NVB 主干部(图 8-37),多种因素导致了 CO_2 栓塞风险的增加。

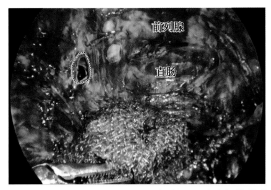

图 8-37　经肛手术中 NVB 血管破损导致的气体栓塞

其他相关并发症如输尿管损伤、膀胱损伤、前列腺或阴道损伤、直肠损伤等基本上都是早期的个例报道。避免这些术中并发症,一方面需要了解 taTME 特有的解剖标志,另一方面则需要经过系统的结构化培训。至于 taTME 手术的神经损伤则很难评估,除非术中出现明显可见的盆丛主干的离断。

(丛进春　张　宏)

参 考 文 献

[1] ROUANET P, MOURREGOT A, AZAR CC, et al. Transanal endoscopic proctectomy: an innovative procedure for difficult resection of rectal tumors in men with narrow pelvis [J]. Dis Colon Rectum, 2013, 56 (4): 408-415.

[2] LACY AM, TASENDE MM, DELGADO S, et al. Transanal Total Mesorectal Excision for Rectal Cancer: Outcomes after 140 Patients [J]. J Am Coll Surg, 2015, 221 (2): 415-423.

[3] BURKE JP, MARTIN-PEREZ B, KHAN A, et al. Transanal total mesorectal excision for rectal cancer: early outcomes in 50 consecutive patients [J]. Colorectal Dis, 2016, 18 (6): 570-577.

[4] PENNA M, HOMPES R, ARNOLD S, et al. Incidence and Risk Factors for Anastomotic Failure in 1594 Patients Treated by Transanal Total Mesorectal Excision: Results From the International TaTME Registry [J]. Ann Surg, 2019, 269 (4): 700-711.

[5] 丛进春, 张宏. Hiatal 韧带解剖研究的临床意义和应用 [J]. 中国实用外科杂志, 2019, 39 (7): 746-750.

[6] 丛进春, 张宏. 经肛全直肠系膜切除术尿道损伤的发生机制及预防措施 [J]. 中华胃肠外科杂志, 2019, 22 (3): 233-237.

[7] 丛进春, 张宏. 经腹及经肛不同视角下的神经血管束损伤机制及解剖学认识 [J]. 中华胃肠外科杂志, 2019, 22 (10): 943-948.

[8] BJØRN MX, PERDAWOOD SK. Transanal total mesorectal excision—a systematic review [J]. Dan Med J, 2015, 62 (7). pii: A5105.

[9] PERDAWOOD SK, THINGGAARD BS, BJORN MX. Effect of transanal total mesorectal excision for rectal cancer: comparison of short-term outcomes with laparoscopic and open surgeries [J]. Surg Endosc, 2018, 32 (5): 2312-2321.

[10] DICKSON EA, PENNA M, CUNNING C, et al. Carbon dioxide embolism associated with total mesorectal excision surgery: a report from the international registries [J]. Dis Colon Rectum, 2019, 62 (7): 1-12.

[11] 刘鼎盛, 张宏. 重视经肛全直肠系膜切除术中的二氧化碳栓塞问题 [J]. 中华胃肠外科杂志, 2019, 22 (12): 1110-1114.

第四节 术后并发症的处理及预防

一、吻合口漏

吻合口漏是直肠癌术后常见的严重并发症,其发生率大致为 1%~24%,吻合口漏发生后有 36% 可形成窦道。在 2010 年,关于吻合口漏的明确定义及其相关严重程度分级由国际直肠癌研究组发表,其中对于直肠癌吻合口漏的定义为:结肠 - 直肠或结肠 - 肛管吻合口处(包括缝合处和吻合器吻合处)的肠壁完整性缺失导致肠腔内与肠腔外相通。术后出现靠近吻合口的盆腔脓肿也应该考虑吻合口漏。导致直肠癌吻合口漏的主要原因有:①吻合口的位置,吻合口的位置越低(尤其是距离肛缘在 6cm 以内的),吻合口漏的发生率越高,腹膜反折以下的直肠缺乏浆膜层,对张力耐受较差;直肠中央部位有一缺血区,肠镜、钡灌肠和直肠指诊也发现吻合口漏多位于后正中线(肠系膜缘)。②游离肠壁周围组织过多,吻合口张力过大,导致吻合口的微循环血流量下降。③术前肠道准备不足,术前病人基础疾病及营养状态未得到纠正。良好的肠道准备可以减少肠腔内细菌,防止感染,降低吻合口漏的发生。④术时过长超过 4 小时,环形吻合器直径 >31mm,开腹手术等因素。⑤术后引流管放置不当,局部积液感染等。

目前国际上关于吻合口漏的分级方式主要为两种:①按其严重程度分级,A 级:吻合口漏不需要治疗干预;B 级:吻合口漏需要治疗干预,但不需要再次手术;C 级:吻合口漏需要再次手术。②按其典型特征上也可分为 3 级,A 级吻合口漏:临床症状(−),实验室检查(−),影像学检查(+),对应亚临床漏;B 级吻合口漏:轻、中度发热,轻、中度腹痛、腹胀、骨盆疼痛,引流脓性、粪便样物,白细胞升高,C 反应蛋白升高,影像学表现(+);C 级吻合口漏:重度腹痛、腹胀、高热、腹膜炎表现,白细胞、C 反应蛋白升高,影像学表现(+)。

随着医学技术的发展,对于术后吻合口漏的治疗方案也不断更新,很多治疗方法都能保护吻合口,修复胃肠道的连续性并恢复良好的功能,但总体原则并无显著变化。对于急性吻合口漏根据严重程度可行非手术治疗和手术治疗。非手术治疗方法主要包括:经肛置入引流管吻合口处引流或置入直肠导管行原位转流。手术治疗主要包括:①开腹或腹腔镜行造口术;②内镜下用特殊海绵堵塞(每 48~72 小时更换一次),随着漏口减小,海绵大小随之适应;③内镜下置入支架(生物支架和塑料支架),但不适用于位置很低的吻合口;④内镜下使用夹子闭合漏口;⑤内镜下注射纤维蛋白胶;上述方式可联合使用,但多用于吻合口漏早期。除此之外,还可经肛微创手术闭合吻合口缺口,但目前该方法较为少见。对于已形成窦道的病人,大多需要永久性造口,或者经肛修复窦道。上述方法失败的病人,吻合口无法保留,需要再手术切除发生漏的吻合口,酌情再行吻合或永久性造口。

二、吻合口狭窄

吻合口狭窄也是直肠癌术后的严重并发症,其发病率约为 3%~30%,目前对于直肠癌吻合口狭窄的定义不明确,对于肠腔狭窄的标准存在争议。目前导致直肠癌吻合口狭窄形成的危险因素及病理生理机制尚未完全明确,其可能与以下因素有关:①直肠癌术后吻合口漏,吻合口漏二期愈合时瘢痕形成;②吻合口缺血:术中血管损伤导致的缺血;③炎症导致吻合口周围组织纤维化;④肥胖、糖尿病;⑤术前及术后放化疗导致吻合口周围组织的炎症反应可促进吻合口纤维化;⑥吻合器的使用:吻合口挤压过紧或钉合不全,导致吻合口纤维过度增生,更易形成瘢痕;⑦盆腔感染;⑧低位吻合口。

国内外关于吻合口狭窄的分级也有区别,均是根据肠腔的大小进行分级。

国外分级：①吻合口直径为 10~20mm；②吻合口直径为 5~9mm；③吻合口直径小于 5mm。

国内分级：轻度，吻合口直径 <2cm，便次增多及便不尽感；中度，吻合口直径 <1.5cm，便次增加，会阴下坠填塞感，大便变细；重度，吻合口口径 <1.0cm，伴腹痛不适，下腹阵发性绞痛，排便困难及里急后重等临床症状。而根据吻合口狭窄的形态又可分为膜状狭窄、唇状狭窄及管状狭窄。

根据相关文献报道，目前对直肠癌吻合口狭窄的治疗方式有很多，但多效果欠佳。其中使用相对较多并且具有远期良好疗效的是经肛内镜下球囊扩张术，该治疗方式对大部分狭窄有效，此外还有经肛内镜下微创手术如使用 YAG 激光切除烧灼狭窄处、EEA 吻合器治疗等；但对于某些难治性吻合口狭窄则需采取狭窄处手术切除，对于上段直肠癌吻合口狭窄，可选择切除狭窄处，再行结直肠吻合术；对于中下段直肠癌吻合口狭窄，如狭窄切除困难风险大，可选用 Soave 手术，术后需定期扩张吻合口。如上手术方法，多需经过原直肠手术游离区域，即便吻合成功，亦多因局部炎症瘢痕形成，控便及排便存在较大障碍经肛腔镜下切除吻合口再重建是近期出现的一种新方法。

三、盆底功能障碍

排便功能障碍主要与代直肠的容量和顺应性变化、肛管括约肌功能损伤、肛管直肠抑制反射等神经通路的损伤或异常以及肛管排便感觉改变等有关。相关研究报道肿瘤位置越低，发生直肠前切除综合征的可能性越高，也越严重。目前缺乏有效的治疗手段，临床上通常以综合的保守治疗为主，必要时才考虑外科手术治疗的可能。保守治疗包括：饮食、中西医结合的药物调理、生物反馈治疗、骶神经刺激调节治疗及术后鼓励病人自主收缩锻炼括约肌为主。直肠前切除综合征对病人术后的生活质量产生显著的负面影响，这一点应该引起外科医生的高度关注规范合理的手术、辅助治疗、术中尽量保护植物神经是减少或减轻直肠前切除综合征的关键。

（曾子威　武爱文）

参 考 文 献

［1］ PAUN B C, CASSIE S, MACLEAN A R, et al. Postoperative complications following surgery for rectal cancer [J]. Annals of Surgery, 2010, 251 (5): 807.
［2］ 郑民华. 腹腔镜直肠癌手术常见并发症的预防与处理原则 [J]. 中华普外科手术学杂志 (电子版), 2014 (2): 101-104.
［3］ 曾子威, 康亮. 直肠癌吻合口常见并发症的研究现状 [J]. 中华消化外科杂志, 2018 (2): 204-207.

第五节　术后功能评估

taTME 术后功能评估方法主要包括主观评分量表、直肠指检、膀胱残余尿测定、排粪造影、直肠肛管测压、盆底肌电图等。涵盖生活质量量表、专科体格检查和特殊检查。

1. 主观评分量表　对于接受 taTME 手术治疗的直肠癌病人，应用主观评分量表能够有效评价病人生活质量情况，以及术后排便功能、排尿功能、性功能。目前临床上适用于 taTME 术后生活质量与功能评估的主观评分量表如下所述。

（1）EROTC QLQ-C30 量表：EROTC QLQ-C30 量表是由欧洲癌症治疗研究组织（The European Organization for Reasearch and Treatment of Cancer, EROTC）提出的跨文化、跨国家的癌症病人生活质量评定量表，从多维角度对生活质量进行测评，应用于欧洲多个国家和地区的癌症病人生活质量评估，是各项临床试验中广泛应用的生活质量评价工具。目前应用 QLQ-C30 版本为 V3.0。

(2)EROTC QLQ-CR29 量表:QLQ-CR29 同样由 EROTC 于 2007 年提出,是 QLQ-CR38 的后续升级量表,针对结直肠癌病人,能够更加特异性地反映这部分病人在排便、排尿、性功能方面的生活质量变化。QLQ-CR29 以及 QLQ-C30 量表是目前多中心结直肠外科临床试验中广泛应用的生活质量问卷量表,国际认可度较高,在临床中广泛应用。

(3)Wexner 便秘评分系统、肛门失禁评分系统:Wexner 便秘评分系统从排便次数、排空效果、排便时间是否伴有疼痛以及排便失败结合既往病史角度对便秘进行评估;Wexner 肛门失禁评分系统针对固体、液体和气体失禁发生的频率、是否需要应用护理垫、对生活方式的影响,三个角度对便失禁情况进行系统评价,二者是临床常用的便秘失禁评分系统,亦应用于评估结直肠癌病人术后排便情况。

(4)泌尿生殖功能评估量表:对于男性结直肠癌病人,可应用国际前列腺症状评分表(I-PSS)来评价病人术后的排尿症状。性功能评价方面,勃起功能评分表(IIEF-5)和射精功能评分表(CIPE)是目前常用的评价手段。临床评估中应考虑到病人手术后大部分性生活质量下降的可能。

(5)低位前切除综合征(low anterior resection syndrome,LARS)量表:对于直肠癌病人,术后低位前切除综合征是我们重点关注的内容。由国外学者设计的低位前切除综合征(LARS)量表,共设计 5 个条目,分别反映气体失禁、液体失禁、排便次数、簇状排便、排便急迫的症状。根据得分情况,0~20 分为无 LARS,21~29 分为轻度 LARS,30~42 分为重度 LARS。

该量表最早发表于《2012 年外科学年鉴》,信效度检验的结果提示 LARS 量表能很好地反映病人的生活质量。LARS 评分高的病人生活质量受损更为明显。因此,该量表能有效评估直肠癌病人术后肛门功能和生活质量。

2. 直肠指检 直肠指检是 taTME 病人手术后复查和功能评价的重要体格检查手段,通过直肠指检能够检查吻合口的愈合情况,同时对肛门周围及盆底肌肉的收缩功能进行评估,能够经验性地判断直肠盆底肌肉的收缩和协调功能,在没有特殊仪器设备的情况下是简单易行的直肠手术后的评估手段。

3. 膀胱残余尿测定 排尿后膀胱内残留的尿称为残余尿,正常人的残余尿量为 5~12ml。以往主要应用在前列腺肥大病人排尿功能检测,目前也应用在直肠手术后病人排尿功能评估中。膀胱残余尿测定的方法主要可分为排尿后导尿测定、经腹超声波测定。前者较准确,但因操作复杂且增加了病人导尿过程的痛苦,现在已少有应用。经腹超声波测定法无需侵入性操作,且具有可重复性,目前临床上应用广泛。膀胱残余尿测定在 taTME 术后功能评估方面的价值主要在于评价术后是否存在神经源性膀胱的表现。

检查方法:检查前排尽尿液,取平卧位。测定残余尿体积(V)影像的横、纵、矢面最大直径 D1、D2、D3,计算残余尿量 $V=0.5 \times D1 \times D2 \times D3$。

4. 排粪造影 排粪造影是在病人模拟排便时,对其肛门直肠部做静态和动态检查的方法,能够显示肛管直肠部的器质性病变和排便功能性异常。在 taTME 术后功能评估方面,排粪造影检查的结果可以客观评价病人控便功能。

检查方法:检查前清洁灌肠,清除肠腔内积粪。使用钡剂灌肠,嘱病人侧坐于透 X 线便器上,分别摄取静坐、强忍、提肛、力排时的直肠侧位片。检查完毕后,需再次清洁灌肠,避免钡剂残留。

5. 直肠肛管测压 直肠肛管测压(anorectal manometry,ARM)是将压力测定装置置入直肠内,通过装置压力感受器的压力变化来量化测量肛门内外括约肌、盆底、直肠的功能及其之间的系统情况的一种安全、简便、无创、客观的监测技术,为 taTME 手术后排便功能异常提供病理生理依据。

检查方法:检查前适当肠道准备,直肠指检初步判断会阴、直肠、肛门运动功能后,将高分辨率测验导管经肛门置入直肠,调整测量基线后进行肛门括约肌静息压测定,而后嘱病人做用力缩肛及排便动作,一并检测肛门直肠抑制反射及感觉阈值。测定肛门括约肌压力,直肠内压、肛门直肠抑制反射、直肠感觉功能以及直肠顺应性。

6. 盆底表面肌电图 表面肌电(surface electromyography,sEMG)是源于大脑运动皮质控制之下的脊髓运动神经元的生物电活动,为众多外周运动单位点位在时间和空间上的总和。盆底表面肌电检测能客观量化地对盆底肌肉功能情况进行评估,同时可以观察盆底肌肉的激活程度和相应肌肉的耐疲劳性。经过对直肠手术后病人盆底肌电特征的观察发现盆底表面肌电是直肠癌手术后盆底功能障碍病人肌肉功能评估的量化指标。盆底表面肌电检测一般应用经典的 Glazer 盆底表面肌电评估方案。盆底表面肌电图能够弥补直肠测压等检查对盆底功能反映的不足,为后续生物反馈治疗和盆底功能训练提供依据。

taTME 手术后生活质量评估和功能评估能够提高手术后随访工作质量,针对病人手术情况,采取相应的手术后康复措施,能够加快病人手术后康复,提高手术后生活质量。

(胡焕新　李丽　王权)

第六节　经肛全直肠系膜切除术的拓展应用

一、经肛全直肠系膜切除术加侧方淋巴结清扫

1. **适应证**　中低位直肠癌病人有 15%~20% 侧方淋巴结转移率,影像学检查提示有侧方淋巴结转移的病人大都会进行术前新辅助治疗,但对于未进行新辅助治疗或新辅助治疗疗效不明显甚至无效的病人,进行侧方淋巴结清扫,预防术后复发显得尤为关键。

与传统经腹手术相比,经肛入路进行侧方淋巴结清扫时,因具有自下而上的视野,可能更具优势。经肛入路术中可清楚显露终末神经丛,从而可减少对盆腔神经的损伤,避免术后发生尿潴留和性功能障碍。此外,沿肛提肌表面与盆丛神经之间进入侧方,首先直接进入闭孔区域,利于清扫髂内动脉末端区域的淋巴结。而在经腹处理时,因此处位置较深,容易遗漏。联合经腹入路共同处理侧方淋巴结时,能有效节省手术时间。经肛入路进行侧方淋巴结清扫的适应证为:①新辅助治疗前侧方淋巴结最短径 >7mm 及新辅助治疗后最短径 >5mm 者。②经腹入路进行侧方淋巴结清扫困难者,尤其适用于肥胖、狭窄骨盆、新辅助治疗后的病人。

2. **手术方法**

(1)完成 TME

1)经腹部分:腹部穿刺器放置与传统腹腔镜 TME 相同,常规选择 5 孔,或减孔;经腹游离乙状结肠及直肠上段系膜,清扫第 252 组和 253 组淋巴结;与经肛手术组在腹膜反折处汇合,完成 TME。

2)经肛部分:距肿瘤远端 1~2cm 处做荷包缝合,封闭肠腔,隔离肿瘤,充分冲洗直肠。置入经肛手术操作平台和手术器械,恒压气腹机建立气腔,沿荷包缝合线下缘 1cm 处环形切开肠壁全层。在肛管后方进行解剖时,将联合纵肌和肛尾韧带打开,进入直肠后间隙,一直向上分离直至骶岬。前方进入 Denonvilliers 筋膜间隙(图 8-38)。在前方切开腹膜反折(图 8-39)。两侧方沿盆膈上筋膜表面进行分离(图 8-40,图 8-41)。在后方切开骶骨直肠筋膜进入直肠后间隙与经腹组汇合,完成全直肠系膜切除术后,检查手术创面(图 8-42)。具体见本章第二节。

(2)侧方淋巴结清扫(以左侧为例)

1)经腹部分:沿髂总动脉分叉处打开 Gerota 筋膜(注意分离并避开上腹下丛及双侧腹下神经),清扫第 280 组淋巴结,在左侧髂总动脉表面切开后腹膜,沿其内侧清扫第 273 组淋巴结。切开髂血管表面腹膜时,全程辨认并游离保护左侧输尿管及左侧生殖血管。保留脐动脉以维持膀胱的血流。沿左侧髂外动脉及髂腰肌间清扫第 293 组淋巴结(图 8-42)。

2)经肛部分:在左侧肛提肌表面寻找、确认第 4 支骶神经支及汇合的盆神经丛(见图 8-40A);在

神经丛的尾侧切开盆膈上筋膜,向右侧牵拉筋膜及筋膜下神经丛,治外侧(盆壁肌层面)由尾向头侧依次清扫髂尾肌、尾骨肌、闭孔内肌面脂肪淋巴组织(第283组淋巴结,见图8-40B)。注意保护左侧闭孔神经。内侧面(盆壁筋膜神经丛面)先分离寻找髂内动脉终末支及分支,沿髂内动脉由尾侧向头侧依次清扫第263d组和第263p组淋巴结,直至髂内外动脉分叉处的脂肪淋巴组织,依次分离出由髂内动脉向腹侧发出的分支:膀胱下动脉、闭孔动脉、膀胱上动脉。注意辨识并保护在髂内外动脉分叉附近发出,由右上向左下方向走行的闭孔神经(见图8-41)。至此,完成经肛经腹联合全直肠系膜切除加侧方淋巴结清扫术。

最后,经肛门取出标本,行近段结肠与肛管吻合。检查吻合口情况,放置盆腔引流。

目前,经肛侧方淋巴结清扫仅少数几家单位开展,检索国内外文献,发现国外对于此方面的研究仅报道1例,国内仅见笔者团队报道成功实施了5例经肛入路侧方淋巴清扫。由于目前有限的病例数及缺乏相关对照,同时由于经肛腔镜手术学习曲线长,开展难度相对较大,因此,建议在熟练掌握经肛直肠癌根治术的技能后,再开展此术式。

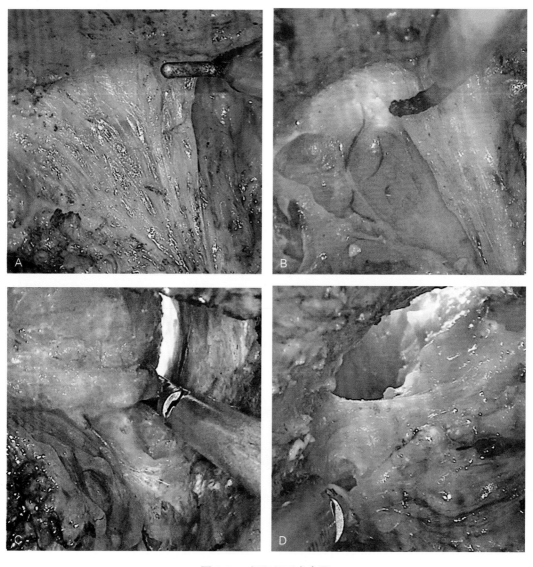

图 8-38　经肛组手术步骤
A. 分离 Denovilliers 筋膜间隙;B. 在腹膜反折处与经腹组汇合;
C. 分离直肠系膜左侧与经腹组汇合;D. 分离直肠系膜右侧与经腹组汇合。

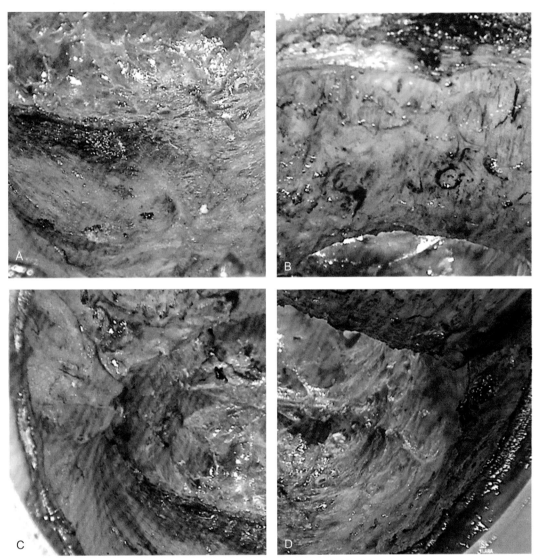

图 8-39 全直肠系膜切除术后手术创面展示
A. 盆腔后壁；B. 盆腔前壁；C. 盆腔右侧壁；D. 盆腔左侧壁。

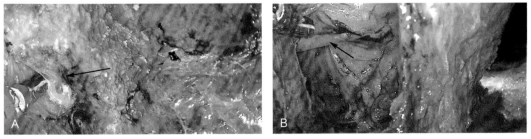

图 8-40 解剖定位清扫 283 组淋巴结
A. 箭头所示第四骶神经支；B. 箭头所示 283 组淋巴结区域。

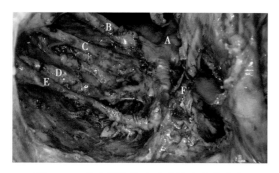

图 8-41　分离寻找髂内动脉终末支及分支
（经肛组视角）

A. 髂内动脉；B. 膀胱上动脉；C. 闭孔神经；D. 闭孔动脉；E. 闭孔静脉；F. 膀胱下动脉。

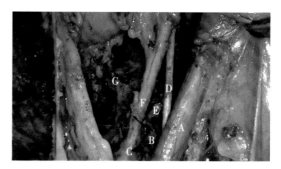

图 8-42　经腹手术组所见髂内动脉分支及神经

A. 髂外动脉；B. 髂内静脉；C. 髂内动脉；D. 闭孔神经；E. 闭孔静脉；F. 膀胱上动脉；G. 膀胱下动脉。

（张兴伟　康　亮）

参 考 文 献

［1］KOBAYASHI H, MOCHIZUKI H, KATO T, et al. Outcomes of surgery alone for lower rectal cancer with and without pelvic sidewall dissection [J]. Dis Colon Rectum, 2009, 52 (4): 567-576.

［2］SUGIHARA K, KOBAYASHI H, KATO T, et al. Indication and benefit of pelvic sidewall dissection for rectal cancer [J]. Dis Colon Rectum, 2006, 49 (11): 1663-1672.

［3］DEIJEN CL, VELTHUIS S, TSAI A, et al. COLOR III: a multicenter randomised clinical trial comparing transanal TME versus laparoscopic TME for mid and low rectal cancer [J]. Surg Endosc, 2016, 30 (8): 3210-3215.

［4］PENNA M, HOMPES R, ARNOLD S, et al. Incidence and risk factors for anastomotic failure in 1594 patients treated by transanal total mesorectal excision: results from the international taTME registry [J]. Ann Surg, 2019, 269 (4): 700-711.

［5］AIBA T, UEHARA K, MUKAI T, et al. Transanal extended rectal surgery with lateral pelvic lymph node dissection [J]. Tech Coloproctol, 2018, 22 (11): 893-894.

［6］曾子威，张兴伟，陈俊辑，等. 经肛入路侧方淋巴结清扫手术治疗中低位直肠癌五例 [J]. 中华胃肠外科杂志，2019, 22 (8): 781-785.

二、经肛全直肠系膜切除术治疗直肠海绵状血管瘤

直肠海绵状血管瘤是临床较为罕见的一种良性血管病变，由 Phillips 于 1839 年首次报道，目前共报道约 350 例，病变部位大多位于直肠及乙状结肠。具体病因暂不明确，目前认为可能与遗传相关。大多数于幼年发病，发病率男性高于女性，临床上息肉样或弥漫性的海绵状血管瘤较多见，可累及膀胱或阴道，病人最早可出现大便带血，逐渐加重，严重时出现贫血，甚至休克，另外血管瘤侵犯膀胱可能会出现血尿症状。由于病人缺乏特异性症状，常误诊为溃疡性结肠炎、出血性痔、门脉高压和静脉畸形骨肥大综合征（klippel-trenaunay syndrome，KTS）。目前直肠海绵状血管瘤无统一治疗方式，治疗目的是止住直肠的便血。治疗方法有硬化剂注射、结扎肠系膜下血管、激光、放疗、介入栓塞治疗及袖套式结肠肛管吻合术切除病变肠管。既往治疗方式因术中、术后出血多，且易复发，病人往往反复多次治疗均无法治愈，甚至因反复大出血不得不永久肠造口。笔者团队在 2017 年首次报道经肛腔镜治疗直肠海绵状血管瘤以来，至今共开展该术式达 10 余例，并在 2019 年报道了该术式的有效性和安全性（图 8-43～图 8-45）。

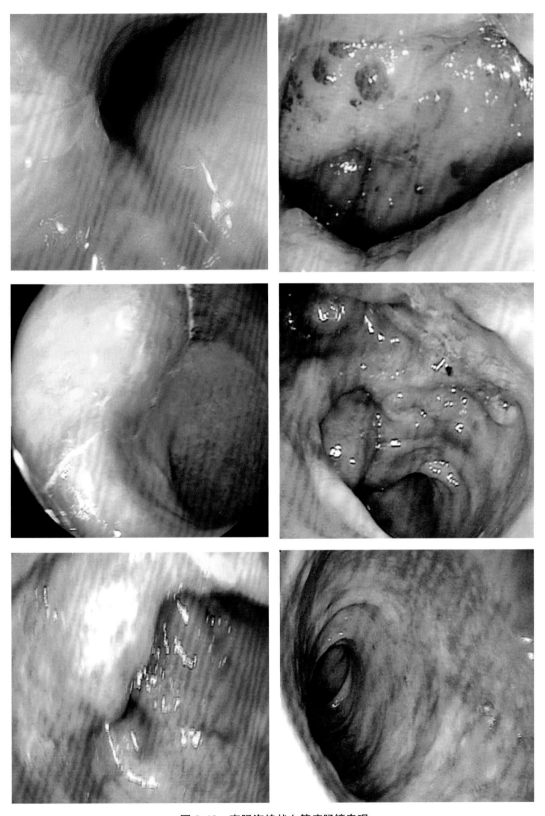

图 8-43 直肠海绵状血管瘤肠镜表现

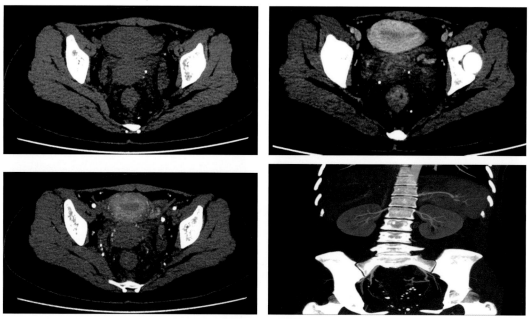

图 8-44　直肠海绵状血管瘤 CT 表现

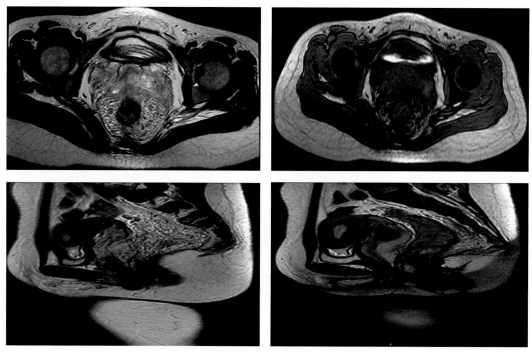

图 8-45　直肠海绵状血管瘤 MRI 表现

【手术步骤】(图 8-46)

病人取截石位,腹部和会阴消毒后,经腹组和经肛组同时开始手术。扩肛后肛门牵开器系统充分暴露下段直肠。先使用电刀沿血管瘤下缘(齿状线水平)黏膜及黏膜下层环形切开,向上游离 1~2cm。然后使用 2-0 Vicryl 荷包缝合。将直肠腔关闭,碘伏及生理盐水冲洗肠腔,建立经肛单孔腔镜平台,分离方式同 taTME。因海绵状血管瘤多数侵犯直肠周围系膜,甚至蔓状血管与前方阴道或前列腺形成静脉网,分离困难,极易出血,应小心慎重游离前方平面,一旦出血应及时止血,以免因出血导致视野不清楚出现误损伤或者气体栓塞。经肛组游离至腹膜反折水平与经腹组会合。切除病变直肠肠段,行上段直肠或乙状结肠肛管吻合,吻合方式采用手工吻合或器械吻合视情况而定。常规行回肠保护性造口。

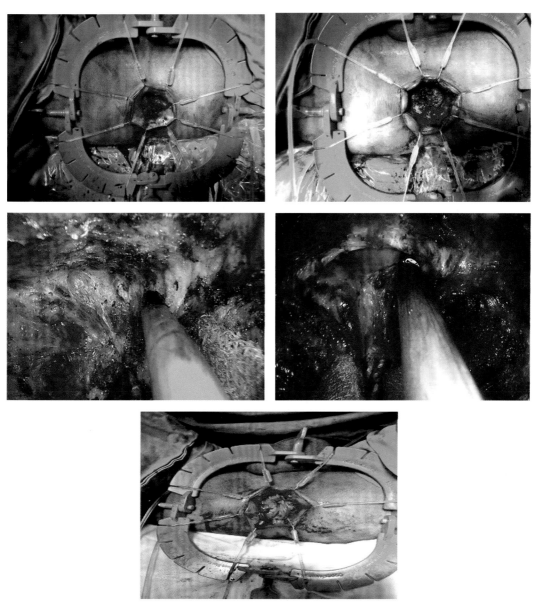

图 8-46　手术步骤

　　经肛全直肠系膜切除术治疗直肠海绵状血管瘤疗效确切,充分发挥了经肛手术自下而上的优点,对支配直肠肌层的盆腔神经损伤小,保留了肛门括约肌及肛管,术后无大便失禁及尿失禁发生,避免永久性结肠造口。术后肛门功能良好。

（黄　亮　康　亮）

参 考 文 献

［1］ YOROZUYA K, WATANABE M, HASEGAWA H, et al. Diffuse caver no us hemangioma of the rectum: report of a case [J]. Surg Today, 2003, 33 (4): 309-311.

［2］ WANG H T, GAO X H, FU C G, et al. Diagnosis and treatment of diffuse cavernous hemangioma of the rectum: report of 17 cases.[J]. World Journal of Surgery, 2010, 34 (10): 2477-2486.

［3］ LONDONO SCHIMMER E E, RITCHIE J K, HAWLEY P R. Coloanal sleeve anastomosis in the treatment of diffuse cavernous heamangioma of the rectum: long-term results [J]. Br J Surg, 1994, 81 (8): 1235-1237.

［4］ KANDPAL H, SHARMA R, SRIVASTAVA D N, et al. Diffuse cavernous haemangioma of colon: magnetic resonance imaging features: Report of two cases [J] Australasian Radiology, 2007, 51. B147-B151.

［5］ WU X, LIANG W, ZHANG X, et al. Transanal total mesorectal excision as a surgical procedure for diffuse cavernous hemangioma of the rectum: a case report [J]. International Journal of Surgery Case Reports, 2017, 39, 164-167.

［6］ ZENG Z, WU X, CHEN J, et al. Safety and Feasibility of Transanal Endoscopic Surgery for Diffuse Cavernous Hemangioma of the Rectum [J]. Gastroenterol Res Pract, 2019, 2019 (226): 1-8.

三、经肛经腹联合腔镜下直肠狭窄切除重建

吻合口狭窄是直肠癌、尤其是中低位直肠癌手术后常见的并发症之一。既往文献报道吻合口狭窄发生率在 3%~30% 之间。目前大多数专家建议将吻合口狭窄分为膜状狭窄及管状狭窄。管状狭窄定义为①吻合口肠壁增厚、瘢痕狭窄长度 >1cm 且 12mm 直径的结肠镜不能通过的吻合口；②病人常伴有排气、排粪时腹部胀痛、排粪次数增多、粪便变细、排粪困难等症状；③肛门指诊、结肠镜、经肛门造影、直肠磁共振（MRI）等检查提示吻合口狭窄（图 8-47）。吻合口狭窄不仅导致病人出现腹胀、腹痛等肠梗阻症状，影响病人生活质量，也会影响病人的长期生存。

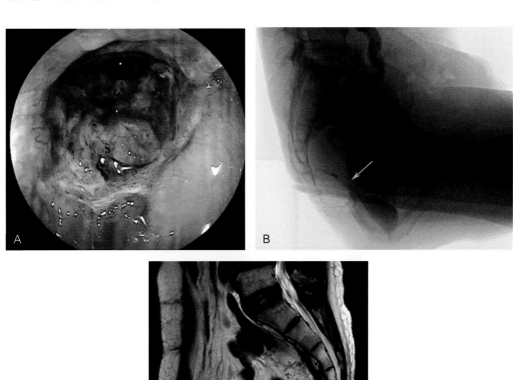

图 8-47 术前检查
A. 内镜下可见炎性瘢痕增生；B. 排粪造影显示造影剂通过受阻；C. 盆腔 MRI 显示吻合口附近肠腔狭窄。

对于吻合口狭窄,根据狭窄程度不同而采取不同的治疗手段。膜性狭窄通过扩肛的方法往往能达到满意的效果。而对于管状狭窄,内镜下球囊扩张目前被认为是首选的治疗方法。内镜下切开或手术切开瘢痕组织等治疗手段也被认为有一定的效果。但球囊扩张往往需要多次的反复扩张才能达到长期有效的目的,且伴有穿孔、盆腔感染、出血的风险。对于吻合口位置低、瘢痕严重、狭窄段较长的病人,球囊扩张或切开效果不明显者。需要切除狭窄病变,再次吻合重建。吻合口狭窄形成的主要因素为吻合口漏、吻合口缺血、围手术期放化疗、吻合器的使用、盆腔感染、低位吻合等。而感染、炎症或放化疗等因素导致吻合口纤维过度增生,易形成致密瘢痕组织。因此狭窄肠段切除重建时,手术解剖间隙不清晰,术中容易引起输尿管损伤、骶前静脉出血等并发症。由于手术难度大,部分病人不得不接受永久性造口。

笔者团队于 2018 年 11 月至 2019 年 7 月采用经肛经腹联合腔镜的手术方式对 7 例直肠吻合口狭窄的病人成功实施了直肠狭窄切除重建,取得较好的治疗效果。为吻合口狭窄提供了一个新的处理思路。

【手术步骤】(图 8-48)

(1)腹腔探查:采用腹腔镜或开腹的方式探查腹腔,分离肠管粘连。根据直肠狭窄病变情况游离近端结肠,如为肿瘤复发,则需按肿瘤根治原则游离血管,如为炎性狭窄,则游离肠管系膜与周围粘连,注意保护边缘弓血管。近端结肠向脾曲游离,如肠管长度不够则需要游离脾曲。

(2)经肛组:从直肠吻合口狭窄远端约 0.5~1cm 处荷包缝合封闭肠腔,如狭窄位置较低,位于齿状线下方,则需要先环形切开肠管然后进行荷包缝合。封闭肠腔后如距离肛管位置较近,无法置入经肛单孔Port,则先沿荷包缝合下方约 0.5cm 处环形切开肠壁全层,游离至距肛缘约 4cm 开始置入 Port。用 Airseal恒压气腹机建立气腔,压力设置为 12~15mmHg。

(3)经肛组在腔镜下进行游离,首先游离侧方寻找正确的解剖间隙,游离前方时要仔细辨别前方与阴道后壁及前列腺的间隙,游离后壁时需注意避免损伤骶前血管引起出血。

(4)经肛经腹两组会合后经肛拖出标本,根据远端肠管距肛缘的距离决定采用吻合器吻合或手工吻合,吻合器吻合时,首先离断近端肠管后置入吻合器抵钉座,远端肠管用 2-0 薇乔线进行连续全层荷包缝合,收紧后置入吻合器完成端端吻合。手工吻合则采用 2-0 薇乔线间断固定肠壁浆肌层,然后用 3-0 倒刺线连续缝合肠壁全层。如病人吻合风险较大则考虑行 Bacon 手术,经肛拖出肠管至距肛缘约 4cm,术后 2周左右切除坏死肠管。

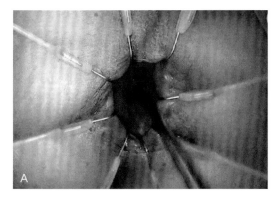
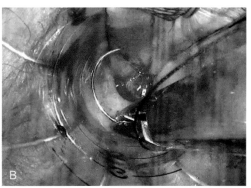

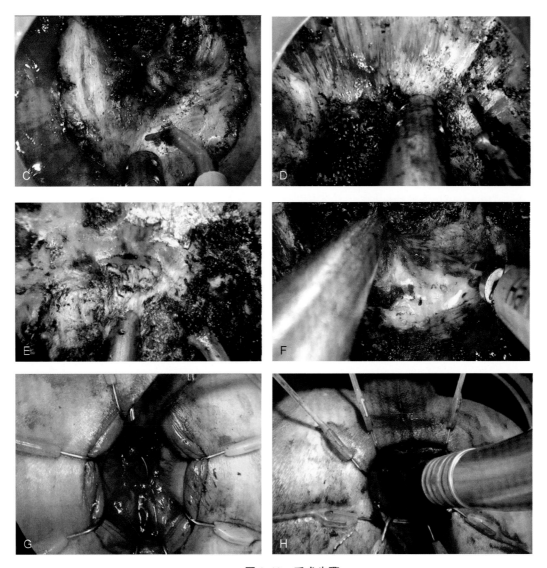

图 8-48 手术步骤

A. 肛门拉钩暴露;B. 荷包缝合;C. 环形切开肠壁全层;D. 纵行肌纤维为重要解剖标记;

E. 前方紧贴阴道后壁;F. 后方致密瘢痕组织;G. 手工吻合;H. 吻合器吻合。

直肠吻合口狭窄是低位直肠手术常见的并发症之一。由于解剖层次不清晰,吻合口切除重建手术难度大,并发症发生率高。病人往往不得不接受永久性造口。笔者团队首次将 taTME 的技术方法用于直肠吻合口狭窄切除重建,利用经肛腔镜的放大作用,能更清楚地判断解剖层次。该方法提高了手术安全性,降低了手术难度,且病人术后恢复良好。

（罗双灵 康 亮）

参 考 文 献

［1］KHAN F, SHEN B. Endoscopic treatment of concurrent colorectal anastomotic stricture and prolapse [J]. Endoscopy, 2018, 50 (9): E235-E236.

［2］LEE S Y, KIM C H, KIM Y J, et al. Anastomotic stricture after ultralow anterior resection or intersphincteric resection for very low-lying rectal cancer [J]. Surgical Endoscopy, 2017, 32 (2): 660-666.

［3］SUCHAN KL, MULDNER A, MANEGOLD BC. Endoscopic treatment of postoperative colorectal anastomotic strictures [J]. Surg Endosc, 2003, 17 (7): p. 1110-1113.

［4］HUGHES DL, CORNISH J, MORRIS C. Functional outcome following rectal surgery-predisposing factors for low anterior resection syndrome [J]. Int J Colorectal Dis, 2017, 32 (5): 691-697.

［5］BRUNS E R J, BORSTLAP W A, VAN DUIJVENDIJK P, et al. The Association of Preoperative Anemia and the Postoperative Course and Oncological Outcome in Patients Undergoing Rectal Cancer Surgery: A Multicenter Snapshot Study [J]. Dis Colon Rectum, 2019, 62. 823-831.

［6］KRAENZLER A, MAGGIORI L, PITTET O, et al. Anastomotic stenosis after coloanal, colorectal and ileoanal anastomosis: what is the best management？ [J]. Colorectal Dis, 2017, 19 (2): 90-96.

［7］WALKER K G, BELL S W, RICKARD M J F X, et al. Anastomotic Leakage Is Predictive of Diminished Survival After Potentially Curative Resection for Colorectal Cancer [J]. Annals of Surgery, 2004, 240 (2): 255-259.

［8］GARCEA G, SUTTON C D, LLOYD T D, et al. Management of benign rectal strictures: a review of present therapeutic procedures.[J]. Dis Colon Rectum, 2003, 46 (11): 1451-1460.

［9］SHIMADA S, MATSUDA M, UNO K, et al. A new device for the treatment of coloproctostomic stricture after double stapling anastomoses.[J]. Ann Surg, 1996, 224 (5): 603-608.

［10］JAIN D, SANDHU N, SINGHAL S. Endoscopic electrocautery incision therapy for benign lower gastrointestinal tract anastomotic strictures. Ann Gastroenterol, 2017, 30 (5): 473-485.

［11］BRAVI I, DAVIDE R, GIANCARLA F, et al., Endoscopic electrocautery dilation of benign anastomotic colonic strictures: a single-center experience. Surg Endosc, 2016, 30 (1): 229-232.

［12］ARTIFON ELA, LLANO RC, JOSÉ P OTOCH, et al.[Endoscopic dilation of the gastrointestinal tract][J]. Rev Gastroenterol Peru, 2015, 35 (1): 45-61.

［13］NGUYEN-TANG T, HUBER O, GERVAZ P, et al. Long-term quality of life after endoscopic dilation of strictured colorectal or colocolonic anastomoses [J]. Surg Endosc, 2008, 22 (7): 1660-1666.

［14］HIRANYAKAS A, SILVA G D, DENOYA P, et al. Colorectal anastomotic stricture: Is it associated with inadequate colonic mobilization？ [J]. Tech Coloproctol, 2013, 17 (4): 371-375.

［15］KAWADA K, SAKAI Y. Preoperative, intraoperative and postoperative risk factors for anastomotic leakage after laparoscopic low anterior resection with double stapling technique anastomosis [J]. World J Gastroenterol, 2016, 22 (25): 5718-5727.

四、经会阴单孔腔镜辅助的肛提肌外腹会阴联合切除术

taTME 手术是中低位直肠癌手术视角的创新、操作理念的改变,将传统的直肠系膜由上到下游离,变为从下到上游离。总体来讲,无论是传统的 TME 还是 taTME,其适应证主要是位于耻骨直肠环附近的中低位直肠肿瘤,对于肿瘤位置过低、肿瘤明显外侵、骨盆过于狭小的病人,腹会阴联合切除术(abdominoperineal excision,APE)仍为低位直肠癌的主要术式。传统的直肠癌 APE 手术由于会阴区操作空间狭小,该游离过程主要依靠助手用力拉钩牵引暴露,而且常常显露不佳,因此,APE 手术的会阴区操作被认为是该技术的难点之一,学习曲线也较长。

既往研究发现低位直肠癌侵出肛提肌或外括约肌到达坐骨直肠窝脂肪组织的病人较少,绝大多数病人不必过多地切除会阴区的脂肪组织。近年来,欧洲外科学家、影像学家和病理学家在柱状 APE 的手术基础上提出一种新的术式理念——肛提肌外腹会阴联合切除术(extra-levator abdominoperineal excision,ELAPE)。该术式腹部操作遵循 TME 的手术原则,会阴部操作相比传统的 APE 手术,手术操作平面强调沿着外括约肌 - 肛提肌外侧平面游离,将肛管、低位直肠及其附着的肛提肌和直肠系膜整块切除,可有效降低术中穿孔率和标本的环周切缘阳性率,明显改善病人预后。但该术式中为降低术中会阴部分的操作难度,病人需要由仰卧位变为俯卧折刀位,而这个过程需要至少 20 分钟的时间,较为费时,同时翻身的过程可能造成麻醉中病人生命体征不平稳。

taTME 手术这种逆向操作理念又给了外科医生启发,TAMIS 平台的创始人 Atallah 等又率先将 TAMIS 平台应用于 APE 手术的会阴区切除。2015 年,Buchs 等率先报道了 3 例经会阴单孔腔镜辅助的 ELAPE 手术(transperineal single-port laparoscopy assisted exralevator abdominoperineal excision,TPSP-ELAPE),在经会阴

单孔腔镜的指引下,可以清晰地显露肛提肌外侧平面,并进行游离切割,从而确保实现 ELAPE 手术原则。北京大学人民医院胃肠外科自 2016 年 1 月起,对 6 例低位直肠癌病人成功施了 TPSP-ELAPE 手术,切除标本环周切缘均为阴性,肠管无术中穿孔。总体来讲,笔者认为 TPSP-ELAPE 手术有如下优势:①既遵循 ELAPE 的手术原则,沿肛提肌外间隙游离,又能在腔镜引导下精细解剖离断肛提肌,并降低了会阴创伤,TPSP-ELAPE 术式使 APE 手术的会阴区操作首次实现了微创化;②不用翻身,并减少了因翻身造成麻醉中生命体征不平稳的风险;③对于肥胖或骨盆相对狭窄的病人,离断肛提肌后可结合 taTME 理念由下至上逆向游离,可有效显露下段直肠术野,腔镜的介入优化了会阴区的游离术野。

1. **TPSP-ELAPE 手术的适应证**　TPSP-ELAPE 手术的适应证同传统 APE 及 ELAPE 手术,适用于术前或术中评估认为不能保留肛门的直肠肿瘤病人,这类病人肿瘤位置往往较低、肿瘤外侵、骨盆比较狭小。主要适用于肠镜下病理证实为直肠腺癌,肿瘤下缘距离齿状线 1~3cm;且未侵出肛提肌及外括约肌;而没有结直肠手术史及无肠梗阻的病人,尤其是肿瘤位于耻骨直肠环附近,传统 APE 手术可能造成环周切缘阳性和术中穿孔的低位直肠癌病人也是适应证,同时受单孔操作平台范围所限,肿瘤不宜过大,建议选择直径 3cm 以下的肿瘤进行操作。

2. **TPSP-ELAPE 手术步骤**　腹部操作同常规腹腔镜 TME 手术,由于不需要和肛门吻合,通常不需要游离降结肠及脾曲。下方游离至肛提肌近起始处,其下界在后方为骶尾关节,两侧为肛提肌起点,前方游离下界在男性为精囊腺下方,女性为阴道中部,达到游离下界后即停止向下游离。直肠游离充分后裁剪系膜,超声刀游离系膜至乙状结肠预切除处,内镜切割闭合器切断肠管。

经肛操作部分沿外括约肌 - 肛提肌外侧平面进行。荷包缝合肛门,以肛门为中心,做梭形切口,直视下逐层切开皮肤和皮下组织,沿肛门外括约肌外侧向上游离至与肛提肌交界处,完成肛管游离(图 8-49)。会阴皮肤切缘及皮下组织分别用 2-0 可吸收缝线线缝合双荷包(图 8-50)。然后将经肛操作平台固定缝合于肛周皮肤,TAMIS 套筒位于肛门和肛管外括约肌外侧,收紧荷包以封闭会阴空腔并固定套筒(图 8-51)。将 CO_2 压力设置为 12~15mmHg,置入腔镜器械,牵拉显露肛提肌与外侧脂肪之间隙(红黄交界处),沿肛提肌外侧向近端游离,先游离侧方和后方(图 8-52),此处间隙相对较清楚;如果开放下肛管游离较短,内镜下可能先遇到肛门括约肌浅部(传统 APE 手术会阴游离时常忽略),此处并非肛提肌,需直视下切开。后方避免游离过深进入骶前间隙,引起出血。侧方需靠直肠系膜游离,避免神经损伤。前方组织(图 8-53)较为致密,游离时需小心谨慎,避免层次过深损伤尿道(男性)或阴道(女性),必要时可借助阴道指诊进行引导,以免发生阴道和尿道损伤。至靠近肛提肌起始处,由腹部操作组协助牵引暴露,会阴腔镜直视下用超声刀离断肛提肌起始处,与腹部会师(图 8-54)。最后,撤出经肛操作平台,经会阴脱出标本,冲洗创面后留置会阴引流,逐层缝合会阴部切口。行乙状结肠永久造口。

3. **TPSP-ELAPE 手术的术中注意事项**　TPSP-ELAPE 手术亦遵循 ELAPE 手术的解剖原则。腹腔部分操作不宜过深,到达相应的解剖结构后即停止游离,避免过度游离造成"外科腰"的形成。会阴部分离肛门外括约肌层面时,沿肛门外括约肌和脂肪间隙交界处(红 - 肌肉黄 - 脂肪交界处)向深面分离,直至外括约肌和肛提肌交界处,不需过多游离坐骨直肠窝处的脂肪组织。同时,自下而上的手术需要扎实的解剖知识,尤其是对于前列腺增生的肥胖病人,应注意解剖层次,避免尿道损伤或损伤前列腺引起大出血。

会阴部操作应注意三处容易损伤的泌尿生殖神经:①位于前列腺后外侧的神经血管束,手术时前侧切除范围不可过分扩大;②位于坐骨直肠窝侧壁的阴部神经分支,操作时注意保护闭孔筋膜的完整性,沿着肛提肌表面进行切除可有效地保护该神经;③位于肛管前方的阴部神经会阴支(如海绵体神经),应注意避免损伤会阴浅横肌和会阴体(该神经位于肌肉下方)。

TPSP-ELAPE 手术既遵循了 ELAPE 手术沿外括约肌 - 肛提肌外侧平面游离的原则,又能在腔镜引导下精细解剖,结合 taTME 技术逆向游离的理念,无需翻身即可有效显露下段直肠术野。实现肛提肌的经会阴精准离断,确保了安全性及手术质量。因此我们认为 TPSP-ELAPE 手术是可行的,具有一定的应用前景。

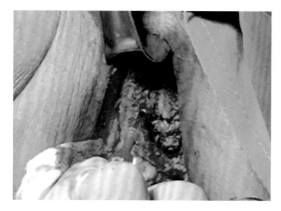

图 8-49　直视下肛管游离

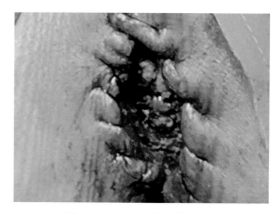

图 8-50　会阴皮肤双荷包缝合

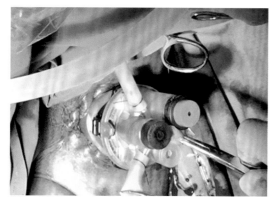

图 8-51　置入 TAMIS 单孔通道

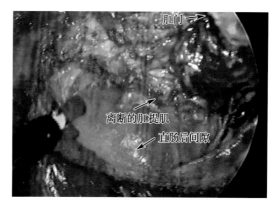

图 8-52　直肠后方的游离

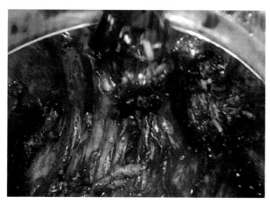

图 8-53　直肠前方的游离

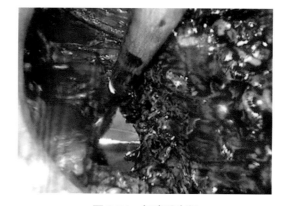

图 8-54　与腹腔会师

（曹　键　申占龙）

参 考 文 献

［1］HEALD R J, MORAN B J. Embryology and anatomy of the rectum [J]. Semin Surg Oncol, 1998, 15 (2): 66-71.

［2］叶颖江, 王杉. 低位直肠癌外科治疗新术式 : 提肛肌外腹会阴联合切除术 [J]. 中国实用外科杂志, 2012, 32 (6): 453-455.

［3］ATALLAH S, ALBERT M, DEBECHE-ADAMS T, et al. Transanal minimally invasive surgery for total mesorectal excision (TAMIS-TME): a stepwise description of the surgical technique with video demonstration [J]. Tech Coloproctol, 2013, 17: 321-325.

［4］BUCHS N C, KRAUS R, MORTENSEN N J, et al. Endoscopically assisted extralevator abdominoperineal excision [J]. Colorectal Dis, 2015, 17 (12): 277-278.

［5］申占龙，叶颖江，姜可伟，等 . 经会阴单孔腹腔镜辅助的肛提肌外腹会阴联合切除术在低位直肠癌治疗中的应用 [J]. 中华胃肠外科杂志 , 2016, 19 (3): 274-277.

［6］叶颖江，申占龙，曹键，等 . 提肛肌外腹会阴联合切除术在低位直肠癌治疗中的初步应用 [J]. 中国实用外科杂志 , 2012, 32 (6): 456-458.

［7］AÇAR H İ, KUZU M A. Perineal and pelvic anatomy of extralevator abdominoperineal excision for rectal cancer: cadaveric dissection [J]. Dis Colon Rectum, 2011, 54 (9): 1179-1183.

［8］SHEN Z L, BU Z D, LI A, et al. Multicenter study of surgical and oncologic outcomes of extra-levator versus conventional abdominoperineal excision for lower rectal cancer [J]. Eur J Surg Oncol, 2020, 46 (1): 115-122.

［9］申占龙，叶颖江，姜可伟，等 . 经会阴单孔腹腔镜辅助的肛提肌外腹会阴联合切除术介绍 [J]. 国际外科学杂志 , 2017, 44 (8): 515-517.

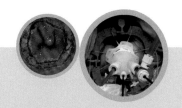

第九章

经肛全直肠系膜切除术围手术期营养

直肠癌病人普遍存在不同程度的体重丢失与营养不良等情况。营养摄入不足与癌症病人的体重减轻有关。肌肉蛋白质的丢失是癌症恶病质的主要特征,严重影响病人的生活质量以及对治疗的耐受性。肿瘤病人处于高分解状态,不同程度地影响蛋白质、碳水化合物和脂类的代谢。营养不良可导致病人错过最佳手术时机,降低辅助治疗效果,延长住院时间,增加病人经济负担,并导致病人并发症发生率和病死率上升,影响病人整体康复与预后。

合理、有效地提供营养支持治疗,可以增加病人对治疗的耐受性,减少并发症的发生,从而改善病人的短期结局,加速康复时间,改善生活质量。因此,直肠癌病人的围手术期营养治疗已成为其多学科综合治疗的重要组成部分。在经肛全直肠系膜切除术围手术期贯彻规范化的营养管理,是围手术期管理的重要组成部分,也是加速康复外科的重要组成部分。

(一) 营养风险筛查

直肠癌病人实施规范化的营养管理,首先要进行营养风险筛查,排查存在营养风险的病人,进而准确评估病人营养状况,制定营养干预方案。

2003 年欧洲肠外肠内营养学会(ESPEN)颁布的《营养风险筛查指南》指出,营养风险筛查 2002 评分(nutritional risk screening 2002,NRS2002)是基于 128 项循证医学结果得出的营养风险筛查工具,对 NRS2002 评分 ≥ 3 分的胃肠手术病人和肿瘤病人进行营养状况评估,有利于制定围手术期合理的营养治疗方案,并且对术后临床结局的预测具有良好的指导意义。中华医学会肠外肠内营养学分会(CSPEN)开展的研究显示,结合我国 BMI 标准,NRS2002 评分适用于 99% 以上的中国住院病人。

所有直肠癌病人应该在入院后 24 小时内常规进行营养筛查,该工作由办理入院手续的护士、主管医师和 / 或营养师实施。入院后第一次 NRS2002 评分无营养风险者,住院期间每周重复筛查 1 次。

(二) 营养不良评估

对营养风险筛查阳性的病人应该常规进行营养评估。要求在病人入院后 48 小时内完成,由主管的护士、医师和 / 或营养师实施。

营养评估的目的在于发现营养不良并判断其严重程度。营养评估的方法较多,目前国际上较为常用的有主观整体评估(subjective global assessment,SGA)、微型营养评价(mini nutritional assessment,MNA)、病人主观整体评估(patient generated subjective global assessment,PG-SGA)等。其中,临床工作中最适合使用的是 PG-SGA。PG-SGA 是专门为肿瘤病人设计的肿瘤特异性营养评估工具,评估内容包括定性评估及定量评估两种。定性评估将病人分为无营养不良、可疑或中度营养不良、重度营养不良 3 类;定量评估将病人分为 0~1 分(无营养不良)、2~3 分(可疑或轻度营养不良)、4~8 分(中度营养不良)、≥ 9 分(重度营养不良)4 类。定量评估更加方便可行。

（三）术前营养干预

营养干预方案需基于 NRS2002 与 PG-SGA 的筛查与评估,以及病人临床实际来制定。

1. NRS2002 营养风险评分 <3 分,无需营养干预。

2. NRS2002 营养风险评分 ≥ 3 分,PG-SGA 评估 <3 分,需要营养教育。

3. PG-SGA 评估 4~8 分,需要营养治疗,可同时准备并开展手术治疗。

4. PG-SGA 评估 ≥ 9 分,先行营养治疗 1~2 周,再次评估 <9 分后可行手术治疗。

5. 预计 1 周无法进食,或 1~2 周内的能量摄入 <60% 总需求量,应立即启动营养治疗。

直肠癌病人的能量目标需要量,可按照间接测热法实际测量机体静息能量消耗值。对营养不良病人实施营养治疗时,起始给予能量(非目标需要量)一般按照 20~25kcal/(kg·d) 计算。营养不良程度越重、持续时间越长,起始给予能量越低,如 10~15kcal/(kg·d),以防止再喂养综合征(refeeding syndrome)。病人的目标需要量(无条件测定时)可按照 25~30 kcal/(kg·d) 提供。其中,碳水化合物占总供能的 60%~70%。如果条件具备,用代谢仪间接测热法检测病人的实际能量消耗更为准确。蛋白质目标需要量为 1.0~1.5g/(kg·d)。可适当提高营养治疗配方中脂肪供能的比例,增加膳食能量密度。提供水分 30~40mL/(kg·d),使每日尿量维持在 1 000~2 000mL。补充生理需要量的维生素及微量元素。

营养不良治疗的基本要求是满足 90% 液体目标需求、超过 70%(70%~90%)能量目标需求、100% 蛋白质目标需求及 100% 微量营养素目标需求。

营养治疗的五阶梯原则:首先选择营养教育,然后依次向上晋级选择口服营养补充(oral nutritional supplements,ONS)、全肠内营养(total enteral nutrition,TEN)、部分肠外营养(peripheral parenteral nutrition,PPN)、全肠外营养(total parenteral nutrition,TPN)。参照 ESPEN 指南建议,当下一阶梯不能满足 60% 目标能量需求 3~5 天时,应该选择上一阶梯。

(1)营养教育指提供个体化饮食指导,提出针对性的、个体化的营养宣教,包括饮食指导及饮食调整建议,如增加蛋白质摄入,暂缓膳食纤维摄入,增加饮食频次,优化食物加工制作,改善就餐环境等。

(2)如果营养教育不能达到目标需要量,则应该选择饮食 +ONS。每天通过 ONS 提供的能量大于 400~600kcal 才能更好地发挥 ONS 的作用。一般无需采取管饲(enteral tube feeding,ETF)。

(3)TEN 特指在完全没有进食条件下,所有的营养素完全由肠内营养制剂提供。在饮食 +ONS 不能满足目标需要量或者一些完全不能饮食的病人如吞咽障碍、严重胃瘫者,TEN 是理想选择。

(4)在 TEN 不能满足目标需要量的条件下,应该选择 PEN+PPN。PEN 与 PPN 两者提供的能量比例没有一个固定值,主要取决于肠内营养的耐受情况,肠内营养耐受越好,需要 PPN 提供的能量就越少,反之则越多。

(5)完全肠外营养(TPN)治疗仅适用于完全性肠梗阻、肠穿孔或血流动力学不稳定等具有 EN 绝对禁忌证的病人。

肠外营养推荐以全合一(all-in-one,AIO)的方式输注。PN 输注途径可分为外周静脉置管(peripheral venous catheter,PVC)和中心静脉置管(central venous catheter,CVC)。临床上选择 PN 输注途径时须考虑输注营养液的渗透压、预计的输注时间、有无静脉置管病史、拟穿刺部位血管解剖条件、病人凝血功能、合并疾病情况、是否存在病理性体位、护理人员的导管维护技能及病人对静脉置管的主观感受和知情同意等。预计 PN 治疗 >14 天者,推荐行 CVC 途径。外周 PN 适用于接受较低渗透浓度制剂(通常建议 ≤ 900mOsm/L,pH>5.2)的短期治疗。

如无禁忌,推荐术前 12 小时口服葡萄糖水 800mL,术前 2 小时再次口服 400mL。麻醉前 6 小时禁食固体食物。

（四）术后营养治疗

术后早期启动 EN 治疗可以减少手术治疗的各种并发症，促进胃肠功能恢复，缩短平均住院时间。

术后的营养治疗于手术后 4~6 小时开始清流饮食，20mL/h。手术后第 1 天开始 ONS 营养治疗，目标量为 200kcal/d。随着肠道功能恢复，经口饮食逐渐恢复至半流饮食或普通饮食，减少直至停止静脉补液支持，术后第 4 日可依靠经口饮食及 ONS 提供病人所需要的全部水分及能量。

早期进食 EN 制剂可以根据病人的肠功能恢复情况，从低浓度、小剂量逐渐增加，以提升病人的耐受性。对于大多数病人，术后早期使用整蛋白的标准 EN 制剂是合适的，但仍应考虑病人的肠功能恢复情况，必要时从 1/3~1/2 标准的低浓度、每日 300~500mL 的小剂量开始，然后逐渐增加，使病人能够更好地耐受。

术后 PN 并非是完全必需的。但对于并发肠梗阻、中等或严重程度吻合口漏病人，建议暂停经口饮食及 EN，推荐给予 PN 治疗。

（五）合并肠梗阻的营养治疗

对于直肠癌合并肠梗阻病人，应尽快恢复酸碱平衡和纠正水电解质紊乱。病人未进食 8~12 小时之后，体内糖原将耗尽，应适当输注含糖晶体液（50~100g/d），以减少饥饿性酮症，争取在 48 小时内使体液状态达到平衡和稳定。

对急诊手术或预定 48 小时内手术的肠梗阻病人，不推荐术前营养治疗。对非手术治疗和拟实施一段时间术前准备的病人，一般在补液后 48 小时开始实施 PN 治疗，以改善病人的营养状态。未经补液即行 PN 治疗者，易出现低钾血症。对于长期非手术治疗病人，要询问其补液或 PN 史，检测其血电解质、磷和维生素水平，以防发生再喂养综合征。

（侯煜杰　童卫东）

参 考 文 献

［1］BURDEN S T, HILL J, SHAFFER J L, et al. Nutritional status of preoperative colorectal cancer patients[J]. J Hum Nutr Diet, 2010,23 (4): 402-407.

［2］CHEN Y, LIU B L, SHANG B, et al. Nutrition support in surgical patients with colorectal cancer. World J Gastroenterol[J]. 2011, 17 (13): 1779-1786.

［3］KONDRUP J, ALLISON S P, ELIA M, et al. ESPEN guidelines for nutrition screening 2002[J]. Clin Nutr, 2003, 22 (4): 415-421.

［4］BAUER J, CAPRA S, FERGUSON M. Use of the scored Patient-Generated Subjective Global Assessment (PG-SGA) as a nutrition assessment tool in patients with cancer[J]. Eur J Clin Nutr. 2002, 56 (8): 779-785.

［5］FRIEDLI N, STANGA Z, CULKIN A, et al. Management and prevention of refeeding syndrome in medical inpatients: An evidence-based and consensus-supported algorithm[J]. Nutrition. 2018, 47: 13-20.

［6］石汉平，许红霞，李苏宜，等．营养不良的五阶梯治疗 [J]. 肿瘤代谢与营养电子杂志，2015,2(01): 29-33.

［7］ARENDS J，BODOKY G，BOZZETTI F，et al. ESPEN Guidelines on Enteral Nutrition: Non-surgical oncology[J]. Clinical Nutrition, 2006, 25 (2): 245-259.

［8］BOZZETTI F, ARENDS J, LUNDHOLM K,et al. ESPEN Guidelines on Parenteral Nutrition: non-surgical oncology[J]. Clin Nutr. 2009, 28 (4): 445-454.

［9］陈凛，陈亚进，董海龙，等．加速康复外科中国专家共识及路径管理指南 (2018 版)[J]. 中国实用外科杂志，2018, 38 (01): 1-20.

［10］BOELENS P G，HEESAKKERS F F B M，LUYER M D P，et al. Reduction of postoperative ileus by early enteral nutrition in patients undergoing major rectal surgery: prospective, randomized, controlled trial.[J]. Annals of Surgery, 2014, 259 (4): 649-655.

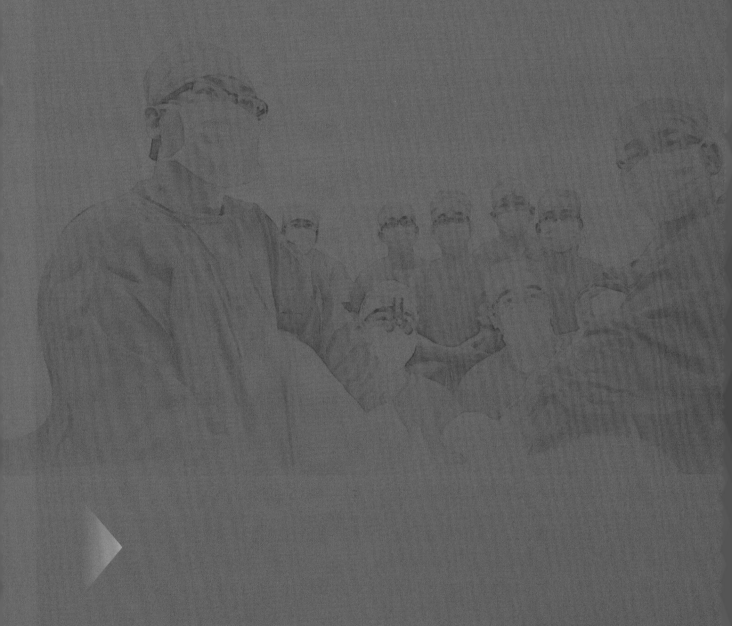

TRANSANAL TOTAL MESORECTAL
EXCISION

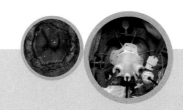

10

第十章

经肛全直肠系膜切除术围手术期护理

经肛全直肠系膜切除术(taTME)与传统的手术方式存在较大的区别,由于损伤小,术后恢复快,围手术期护理也有相对应的特点。

第一节　术　前　护　理

一、术前检查

通过各项实验室及辅助检查,可了解病人是否处于具备接受手术的良好状态,排除相关的麻醉、手术禁忌证。合理的检查安排可以缩短检查时间,减少肠道准备的次数,减轻肠道准备的负担。

1. **实验室检查**　护士根据医嘱告知病人留取大小便及采集血标本注意事项,准确完成相关标本的采集及送检,及时追踪检查结果,若结果异常,及时告知主管医生。

2. **辅助科室检查**　根据预约时间,详细告知病人注意事项,提早做好检查前相关准备工作,安排工人陪检,必要时医护人员陪同。

(1)肠镜检查:按要求口服泻药及禁食禁饮,麻醉肠镜检查需家人陪同(详见第三章第二节)。

(2)影像学检查:CT 及 MRI 平扫不做特殊准备,增强扫描需在检查前 4 小时禁食,不禁饮,盆腔及肛管检查需提前 1 小时灌肠。由于造影剂存在交叉过敏的风险,增强扫描的 CT 及 MRI 检查间隔时间最好 >24 小时。

(3)心脏彩超及肺功能测定:不做特殊准备,按预约的时间进行即可。

(4)直肠肛门测压:是评估病人肛门功能的重要手段,需在检查前开塞露灌肠,排净大便后再做检查。若行肠镜检查,需肠镜检查后 2 小时再行肛门直肠测压检查,避免肠道气体影响测压准确性。

(5)直肠彩超:是判断局部肿瘤分期的重要工具,检查前需开塞露灌肠,排净大便后再做检查。

(6)病理会诊:若病人是外院留取的病理标本,要及时提醒医生送会诊。

二、肠道准备

合理的肠道准备可有效减少或避免术中污染,方便医生术中操作。入院时,应充分告知病人肠道准备的重要性,以提高病人的依从性。同时,应根据病人自身肠道的情况,给予病人个性化的肠道准备指导。

1. **饮食**　术前应给予病人高热量、高蛋白、易消化的少渣饮食,结合病人营养筛查及营养评估的结果,给予病人不同的饮食指导。完善术前检查,确定手术日期后,于术前 3 天开始进食半流食物(粥、粉、面、蛋、鱼等),术前 1 天中午及下午 4 点前进食流质饮食(藕粉、牛奶、酸奶、肠内营养粉、汤、果汁等)。

2. **泻药**　术前晚 7 点,常规给予病人复方聚乙二醇电解质散(PEG)2 盒口服,具体操作如下:

(1)集中当晚需要口服泻药的病人及家属,告知其服用泻药的意义、方法及注意事项,取得病人及家属的理解与配合。

(2)护士配制及发放泻药给病人,并督促病人及时口服。1 盒泻药加入 1 000mL 温开水,嘱病人在 1 小时内喝完,可配合顺时针按摩腹部,下床走动,促进肠蠕动。若病人情况允许,尽快喝完第一包泻药,以无腹痛、无呕吐为宜。另一盒泻药加入 1 000mL 温开水,若病人已开始排便,尽快喝完,若病人腹胀无排便,需放缓喝药速度,必要时给予开塞露诱导灌肠。喝完泻药后,需视排便情况,再喝 3 000~5 000mL 的温开水,也可以适量口服葡萄糖盐水或补充电解质等无色无渣饮料。

(3)观察病人排便情况并做好记录及交班。需观察病人排便时间、排便次数及性质,直至排清水样便。

(4)特殊情况的处理。若病人在口服泻药的时候出现呕吐,需暂停喝泻药,观察情况后再决定是否继续。如病人有腹痛、排血样便、头晕、心慌等症状,要及时报告医生并处理。

3. **特殊病人的准备**　若病人有不全梗阻或年老体弱等情况,应提醒管床医生,术前尽早给予病人流质饮食配合乳果糖口服液或者 PEG 进行肠道准备。术前一天口服泻药需改为 1 盒,每日 2 次执行,视病人口服泻药及排便的情况来调节服药的速度、时间及剂量。糖尿病、肢体活动障碍的病人服用泻药后应加强巡视,以免发生低血糖、跌倒等意外事件。

4. **禁食禁饮时间**　告知病人口服泻药后不能再进食,禁水时间最短为术前 2 小时。

三、术前肠造口定位

taTME 需行造口的病人多选择回肠造口。回肠造口排泄物稀、量大,合理的造口位置可有效减少粪水性皮炎、造口旁疝等并发症的发生,方便病人自我照顾,减少造口护理用品选择上的困难,减轻病人经济负担。因此需要进行术前回肠造口定位,具体操作方法如下。

1. 查看病人病历,确定造口为回肠造口。

2. 准备相关物品(记号笔、酒精、棉签、软尺、造口底板、液体敷料、造口模型)后,向病人解释术前肠造口定位的重要性,取得病人的配合。

3. 根据造口定位的原则(造口位于腹直肌内,病人自己能看见,局部皮肤状态好,平坦无皱褶,远离瘢痕、皮肤凹陷、骨突处,面积够贴造口袋),结合病人的视力、职业、衣着、行为运动、手指灵活度等,在预计的造口位置(脐与髂前上棘连线的中上 1/3 处)做相应调整,嘱病人做坐、站、蹲、弯腰等动作,选择最恰当的地方做标记,并用记号笔涂成直径 25mm 的圆圈,再喷上液体敷料保护,嘱咐病人洗澡时避免用力揉搓。必要时可试戴造口袋。

四、其他常规准备

1. **心理护理**　心理护理体现在每一项护理工作中,且需针对不同病人进行个性化的辅导。从预约入院开始,就与病人建立良好的护患关系,多与病人交流,了解病人的想法及顾虑。运用自己的专业知识,让病人了解检查的目的、手术的方式、优越性、注意事项等,可有效缓解病人及家属紧张、焦虑等情绪。组织即将进行手术的病人与术后恢复良好、依从性及表达能力好的病人进行座谈,可提高即将手术病人的依从性,帮助其树立战胜疾病的信心,使其能以积极的心态迎接手术。需要进行造口手术的病人可提前预约造口志愿者进行探访,以消除病人的恐慌情绪。同时,应积极争取社会、家庭的积极配合,从多方面给予病人关怀及支持。

2. **心肺功能锻炼**　有吸烟史、慢性支气管炎、慢性阻塞性肺疾病、年老体弱等病人,需在术前进行心肺功能锻炼,视病人情况采取爬楼梯、吹气球、使用呼吸功能锻炼器等方式进行锻炼,必要时可请康复理疗医生进行指导。

3. **备皮**　术前给予病人备皮,范围为肛周皮肤,并告知病人术前晚全身沐浴。

4. **其他**　重视病人血糖及血压的监测,有异常及时报告及处理。对深静脉血栓高危病人,需遵医嘱测量腿围,准备弹力袜。对睡眠质量差的病人,可遵医嘱使用安眠药。提醒病人家属准备护理垫、吸管、纸巾等物品。

第二节　术后护理

一、一般护理

1. **生命体征的监测**　术后给予持续心电监护及吸氧,注意监测病人血压、心率、血氧的变化并及时记录,生命体征异常时,需排除干扰因素,及时观察并处理。

2. **体位及运动**　术后早期活动可以促进肠蠕动,减少肠粘连及深静脉血栓的发生,加速病人康复。应根据病人具体情况制定病人每日的活动计划,活动量以不觉得累为宜。年老体弱、出血、眩晕等病人,需适当减缓下床活动的时间及减少下床活动次数。

(1)病人术后回到病房,清醒后即可摇高床头 5°~15°,告知病人及家属床上活动的注意事项,包括四肢随意活动、床上翻身及踝泵运动。术后 6 小时,予摇高床头 30°。

(2)术后第 1 天,病人即可下床活动,但需循序渐进,以免出现直立性低血压。具体做法为:先摇高床头 60°~90°,让病人在床上坐 5 分钟;然后让病人双脚下垂,在床边坐 5 分钟;再让病人缓慢站立,无头晕、心慌等不适后,方可扶床栏缓慢行走;最后再走出病房,在走廊活动。注意病人下床活动时需要有家属或者医护人员陪同,最好有移动输液架或者助行器协助病人活动。同时,要注意做好各类管道的固定,避免脱管。

3. **饮食**　术后早期进食可以促进肠蠕动的恢复,减少肠外营养的使用。

(1)非造口病人:术后 4 小时,即可口服温水,每小时 20mL,同时可以咀嚼口香糖 10 分钟 / 次,每日 4 次。术后第一天,予病人流质饮食,可少量多次摄入肠内营养粉、瘦肉汤、鸡汤等。术后第二、三天或排气、排便后予病人半流饮食,如藕粉、粥、粉、面、芝麻糊等。尽快过渡到普食,给予高热量、高蛋白、低脂肪、维生素丰富的食品。

（2）造口病人：术后造口有排气排便后，即可进食普食。进食时应细嚼慢咽，少食多餐，避免边进食边讲话，减少洋葱、大蒜、山芋等产生刺激性气体及胀气食物摄入，应进食易消化维生素丰富的食物，注意食物的新鲜卫生，避免引起腹泻或者肠梗阻。

4. 管道护理 taTME 病人常规会留置尿管、盆腔引流管、肛管。所有管道都应妥善固定，避免牵拉，及时观察引流液的量及性质，并准确记录。

（1）尿管的护理：术前病人常规留置尿管，术后需每日为病人进行会阴护理，保持尿管周围清洁，预防感染。保持尿管通畅，防止打折，同时告知病人离床活动时应将尿管妥善固定于身上，且尿道的位置低于尿道口，防止尿液反流。拔除尿管前，要充分评估病人的术中情况、疼痛情况及既往前列腺病史等，尽早予以拔除，一般病人拔除尿管前，无需夹闭尿管进行膀胱功能锻炼。拔除尿管后，要及时关注病人排尿情况。

（2）盆腔引流管的护理：需注意管道是否引流通畅，避免打折，一般术后 3~5 天拔除。

（3）肛管：注意观察肛管排气排便的时间，排气后予以拔除。

（4）直肠导管：直肠导管可有效地隔离粪便。术后病人回病房后，需记录及标记直肠导管置入肛门的长度，并妥善固定。每 24 小时需放气/放水 1 次。一般术后 5~7 天拔除。

5. 造口护理 回肠造口术后一般 2~3 个月行回纳手术，病人及家属需掌握造口的自我护理，病人出院前接受至少 4 次的造口护理指导。术后为了方便观察造口的排气排便情况，建议使用透明、无碳片造口袋。

（1）病人手术完回到病房后，要查看病人造口的状态，观察造口是否有异常情况，检查造口袋粘贴是否牢固，告知家属准备造口剪刀、湿纸巾、造口粉、液体敷料、垃圾袋。

（2）术后第 1 天，护士操作示范造口袋的裁剪、撕除、粘贴及清洁造口周围皮肤，指导家属掌握造口排泄物的排放及造口袋的清洁。

（3）术后第 3 天，护士主导，家属部分参与，鼓励病人自己动手。造口护理时需取坐位观察，以便选择恰当的造口袋。

（4）术后第 5 天，鼓励病人及家属全程自己动手，护士在旁协助。

（5）术后第 7 天，病人及家属自己更换造口袋，护士在旁指导。护士告知病人造口相关并发症的处理、造口护理用品的购买渠道、造口健康讲座时间及门诊复查注意事项。同时，进行沐浴、饮食、运动等健康宣教。

6. 疼痛的护理 taTME 的病人标本多从肛门取出，腹部无切口，只有 1~3 个 5~12mm 的小切口，病人术后因腹部切口引起的疼痛感较轻。但病人经肛门手术操作时间长，加上肿瘤位置低、部分病人术前经过放化疗治疗等，病人术后发生肛门疼痛及不适感较多。护士应耐心倾听病人主诉，进行疼痛评分，及时予病人心理护理，遵医嘱予病人坐浴、局部外涂药物及使用静脉或口服药物止痛治疗。

7. 深静脉血栓的预防 术后鼓励病人尽早进行活动，及时进行深静脉血栓风险评估，根据病人情况使用弹力袜、抗血栓压力泵或者遵医嘱使用抗凝药物。

8. 排便的护理 病人术后可能会出现大便次数增多、排便不尽、控制大便不好等，应根据病人具体情况及时调节饮食，配合心理、药物治疗及肛门功能锻炼，必要时予局部坐浴及灌肠来改善病人的相关症状。注意保持肛周皮肤清洁，可视情况使用造口粉、液体敷料、氧化锌软膏等。

二、并发症的观察及护理

1. 术后出血

（1）肛门出血：术后早期发生肛门少量出血，可能是痔、肛管黏膜出血或者吻合口渗血导致，要注意观察出血的动态情况，如果是出血持续或量较大的话，要及时告知医生处理，遵医嘱予冰盐水及止血药物经肛管灌入，必要时行肠镜下止血治疗。

（2）腹腔出血：及时观察盆腔引流管的引流情况，动态监测出血量、颜色及病人生命体征的变化，及时告知医生,遵医嘱使用药物处理,必要时做好二次手术的准备。

2. **尿潴留**　taTME 病人常规术后 24 小时即可拔除尿管,少数病人拔除尿管后会出现无法自主排尿的情况。对无法自主排尿的病人,可给予听流水声、局部热敷、按摩、改变体位等方法,必要时加用针灸及超声理疗,防止尿潴留的发生。如无效者,可行 B 超残余尿量检查,必要时重置尿管。

3. **吻合口漏**　吻合口漏病人可能会出现腹膜刺激症、发热等症状,盆腔引流出粪渣样液体、有粪臭味等,要及时告知医生,遵医嘱做相关的处理,如密切监测生命体征、抗感染止痛治疗、持续盆腔冲洗等,必要时做好二次手术的准备。

三、出院指导

1. 保持生活愉快,生活规律,坚持适量运动。可视自身情况进行散步、快走、慢跑等,有造口病人术后勿进行重体力劳动或者剧烈活动,避免做增加腹内压的动作。

2. 养成良好的饮食习惯,细嚼慢咽,规律饮食。应选择高蛋白、高维生素、易消化食物,多吃蔬菜、水果等,避免生冷、刺激、易胀气食物的摄入。不抽烟、不喝酒。

3. 造口病人出院一周及一个月时,均需回造口门诊复查,方便专科护士判断造口情况,选择更恰当的造口护理用品。术后 2~3 个月联系主管医生,看是否能行造口回纳手术。

4. 出院后即可进行肛门功能锻炼,每日做提肛练习。

（阮　蕾）

参 考 文 献

[1] 中华医学会外科学分会,中华医学会麻醉学分会. 中国加速康复外科临床实践指南 (2021 版) [J]. 中国实用外科杂志, 2021, 41 (9): 961-992.
[2] 邱辉忠. 经肛门内镜微创手术 [M]. 北京: 中国协和医科大学出版社, 2011.
[3] 陈利芬,成守珍. 专科护理常规 [M]. 广州: 广东科技出版社, 2013.
[4] 朱蓓,魏青,王永媛. 术前造口定位对肠造口患者造口适应性及生命质量的影响 [J]. 护士进修杂志, 2013, 28 (12): 3.

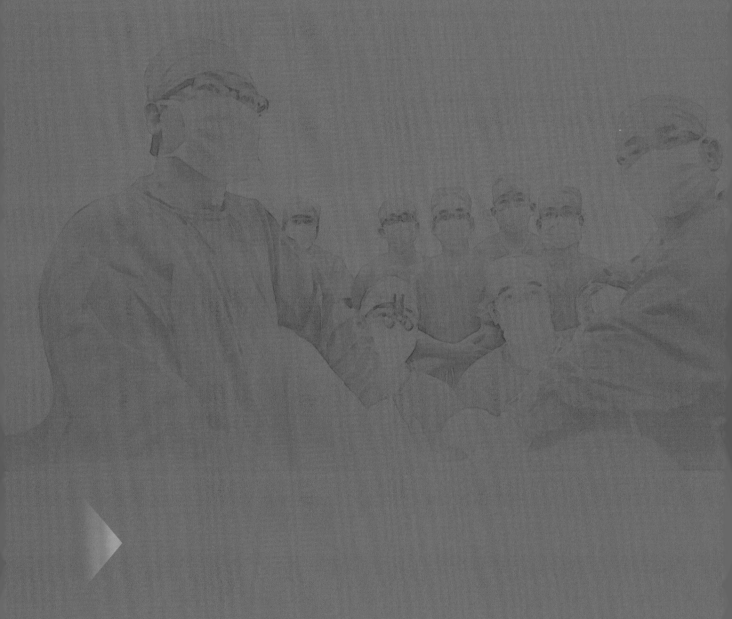

TRANSANAL TOTAL MESORECTAL
EXCISION

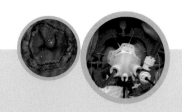

第十一章

经肛全直肠系膜切除术的争议及展望

经肛全直肠系膜切除术（taTME）已成为当前结直肠外科手术中的一个热点话题。发达国家的结直肠癌发病率和死亡率已呈现下降趋势，但是发展中国家却不尽然，中国近年来结直肠癌发病率持续升高，且中低位直肠癌的构成比较高。taTME 手术在低位直肠癌保肛的应用有广阔前景，尤其是男性、肥胖和骨盆狭窄病人的直肠系膜间隙术野显露有一定优势。然而，在当前情况下，taTME 不论是手术技术，还是手术设备平台与器械，均未达到充分成熟的阶段，因此，现阶段 taTME 临床实践的重点应放在适应证的把握、手术技术的规范、设备的改良以及培训体系的完善等方面。该手术入路在直肠癌肿瘤学疗效的验证还需要进一步高质量的循证医学证据给予证实。

一、经肛全直肠系膜切除术的"十年磨一剑"

1982 年，英国外科医生 Heald 提出全直肠系膜切除（total mesorectal excision，TME）原则用于治疗中低位直肠癌，并显著降低了直肠癌术后复发率。这一概念的提出迅速成为直肠癌外科手术所遵循的原则。1991 年，美国外科医生 Jacobs 首先报道了腹腔镜技术完成的结直肠手术。此后，越来越多的证据以及医生的自身体验证实了腹腔镜技术在结直肠手术中的优越性，腹腔镜下的全系膜切除术开始广泛应用于中低位直肠癌的手术治疗。然而，对于肥胖、肿瘤位置低、体积大、狭小骨盆的男性病例，施行腹腔镜 TME 手术有一定的困难。比如，腹腔镜下难以精准确定肿瘤远切缘、经腹腔镜下难以游离至肿瘤以下平面、难以准确找到解剖层面等。因此，国内外学者开始探索能否有一项技术能弥补上述存在的不足。

进入 21 世纪，经肛门微创手术（transanal minimally invasive surgery，TAMIS）和经肛门内镜显微手术（transanal endoscopic microsurgery，TEM）等技术开始受到关注。同时随着经自然腔道内镜外科手术（natural orifice transluminal endoscopic surgery，NOTES）理念和单孔腹腔镜技术的兴起，经腹切除经肛门吻合术（transabdominal and transanal，TATA）的实施使超低位直肠癌的切除吻合成为可能，但该术式仅解决了吻合问题，对低位直肠的术野显露和提升标本切除质量并未解决。在此基础上，TATA 术式结合 TME 原则，探索出了经肛完成直肠癌的 TME 这一全新的术式。2010 年，美国 Sylla、中国陈远光等在世界上率先开展并报道腹腔镜联合经肛内镜直肠癌根治术；2013 年，张浩首先报道了全世界第一例完全经肛 pure-taTME 手术。此后，这项技术引起了国内外的广泛关注。

我国少数几家单位积极尝试了该手术,结直肠外科专家对开展 taTME 的相关问题进行了严肃认真的研讨,于 2015 年制定了《直肠癌经肛全直肠系膜切除专家意见》(以下简称《意见》),由于可借鉴的经验有限,该《意见》认为:taTME 对于中低位直肠癌、尤其是男性、肥胖和骨盆狭窄病人的直肠系膜间隙术野显露有一定优势,完全 taTME 手术可行,但是技术难度相对较大,学习曲线较长;腹腔镜辅助 taTME 手术可发挥经腹和经肛各自优势,学习曲线相对短,可能更易推广。自此,taTME 在我国逐步进入较快的发展轨道,少数几家中心的手术量增长较快。不论是在国际,还是在全国性学术会议上,均成为大家探讨争论的热点话题,充分体现这一术式的强劲发展势头。

二、经肛全直肠系膜切除术技术上的优势

从技术角度而言,腹腔镜辅助 taTME 手术是当前 taTME 的主要方式。该术式将腹腔镜经腹入路的 TME 手术与 taTME 的操作相结合,既体现腹腔镜在经腹入路中清扫近端淋巴结、处理中央血管的优势,又体现经肛途径在低位狭小盆腔内进行直肠系膜游离的优势,从而达到取长补短的目的。与传统手术相比,taTME 具备以下优势:①经肠腔在直视下可以更确切地确定肿瘤下切缘;②从肿瘤远端自下而上进行游离,可以更好地显露直肠远端系膜间隙,该区域正好是困难骨盆经腹 TME 手术中最难于操作的部位;③在游离前方平面时,工作距离更短,操作角度更小并且更直接,减少了游离远端直肠的难度;④taTME 经肛门直视下离断远端直肠,避免传统腹腔镜术中在低位直肠癌特别是狭窄骨盆内反复多次使用切割闭合器;⑤采用经肛经腹联合腔镜 taTME 时,可由上下两组手术医生同时开始,可限制减少手术时间,发挥各自的优势,更易于推广。

三、经肛全直肠系膜切除术所面临的困境

首先,taTME 手术初学者难度较大,有相对较长的学习曲线。这是由于 taTME 是自下而上的沿着"神圣平面"逆行解剖,与传统的 TME 手术方向相反。国内结直肠外科医师多以从事结直肠肿瘤外科为主,对于泌尿生殖系统及盆底低位直肠周围间隙的逆向解剖不太熟悉,初学者可能更会骶前出血,尿道损伤及盆神经损伤等严重并发症。当前,国际上 taTME 临床实践的重点已放在如何安全开展 taTME,以及如何有效规避并发症。de Lacy 团队单中心的结果以及系统性回顾研究结果提示,由经验丰富的腹腔镜结直肠外科团队进行 taTME 手术,并经过一定量的病例数积累后,手术安全性较高,且能获得较为满意的短期疗效和病理学结果。目前,与已臻成熟的腹腔镜经腹 TME 手术相比,taTME 尚处于起步阶段,初期开展的单位,在手术经验例数积累较少的情况下,可能出现较多的并发症。相信随着手术经验的增长,可能会减少相关并发症的发生,并提高手术病理标本的质量。

其次,对于 taTME 能否完全达到 TME 标准仍然有争议。虽然 de Lacy 团队在 2015 年和 2018 年相继发表一系列关于 taTME 手术的短期结果和病理学结果,显示该技术在手术安全性、可行性、术中及术后并发症、直肠系膜完整性、远端切缘和 CRM 阴性率方面均有令人满意的结果。国内也有相似结果的报道,但目前的研究多为小宗病例的单臂回顾性报道。亦有持反对态度者认为,除非在肛提肌裂孔(即对应直肠系膜止点)水平切断肠壁,否则无法达到 TME。现有绝大部分 taTME 研究报道显示,中位直肠癌肠管远端切缘 <5cm,故系膜远端切缘亦 <5cm,难以达到 TME 原则;且对于中位直肠癌手术,经腹途径本身并无太大困难,经肛途径反而增加了手术难度。对于位置较高的直肠癌,如在肛提肌裂孔水平切断,虽可满足 TME,但需多切除有功能的肠管,对术后肛门功能影响较大。因此,对于上述情况,还需要大样本的随机对照研究进一步明确 taTME 在直肠癌手术的安全性和可行性,以及进一步的肿瘤学疗效。

再次,关于肿瘤远端直肠残端的闭合问题。taTME 操作过程中,如采用吻合器吻合,需要将直肠残端进行荷包缝合,即使有经验的医生有时也难以保障缝合的质量,严密性可能低于用切割闭合器闭合,虽然这

种单吻合器吻合方式是完全的端端吻合,理论上优于双吻合器吻合,而且还可以经肛间断缝合加固吻合口,但仍然可能影响术者的信心,因而选择做保护性造口作为最终的补救措施。

最后,taTME 肿瘤学终点参数,包括总体生存率、无病生存率和局部复发率,尚未需进一步明确。Larsen 等人报道挪威一组 110 名直肠癌 taTME 病人,随访过程中发现局部复发率达 9.5%,这一比率远远超过了挪威结直肠癌登记的 3.4% 的局部复发率,是 COLOR Ⅱ 研究(开放和腹腔镜 TME)中观察到的两倍。挪威结直肠癌协会于 2018 年 12 月建议暂时停止 taTME 对直肠癌的治疗,挪威卫生管理部门也宣布暂停 taTME 在直肠癌中使用,直到国家审核完成。紧跟在挪威的禁令之后,荷兰 Hol 等人报道第一个关于长期肿瘤学疗效的结果,也是关于 taTME 最大宗的病人队列之一。在这连续的 159 例病人中,3 年和 5 年的局部复发率仅为 2% 和 4%,与 COLOR Ⅱ 研究的 5% 局部复发率相当。挪威和荷兰之间的肿瘤学结果巨大的差异原因很多,荷兰的病例都集中在一个中心,而挪威是分散在 4 个(或更多)中心且入组时间长达 3 年,低手术量的 taTME 中心的局部复发(而非远处复发)明显高于高手术量的中心(8.9% vs 2.8%)。这也再次提示 taTME 学习曲线相对较长,以及当前 taTME 培训模式存在弊端,缺乏结构化的监督和指导来确保手术成功实施。我们认为,通过严格的病人选择、有组织的外科训练和在高手术量专科团队中开展 taTME,挪威报告的不良结果是可以避免的。taTME 应作为有效解决低位盆腔分离的手术方式。在不久的将来,中国 taTME 多中心研究(TaLaR 研究)、COLOR Ⅲ 和关于经肛门 TME 的北美多中心二期研究在内的 taTME 合作研究有望在更大的全球范围内阐明肿瘤学结果预期的规范。

四、结语

经腹入路的腹腔镜直肠癌手术开展至今已逾 20 年,技术已经完全成熟,并通过一系列随机对照试验研究证实,取得了良好的肿瘤学远期疗效。taTME 的发展虽然引人瞩目,但是作为一项新兴微创技术尚未完全成熟,在环周切缘,系膜完整性,残余直肠系膜,局部复发率,生存率,保肛比例,肛门功能及生活质量等方面仍有待于进一步验证。按照 IDEAL 框架(The Idea,Development,Exploration,Assessment,Long-term study framework),taTME 虽然完成了安全性和可行性的发展和探索阶段。但是,对于肿瘤学疗效的验证以及少见并发症的积累,还需要大规模的临床研究证据,包括随机对照研究、登记研究等的高级别循证医学证据的支持。

目前,国内外针对检验 taTME 一系列研究均在积极有序进行。我们期待这些临床研究的结果,确定该术式的推广价值。相信在下一个 10 年,taTME 在直肠癌外科治疗史上的作用和地位将得到充分的评估。

(肖　毅)

参 考 文 献

[1] FLESHMAN J, BRANDA M, SARGENT DJ, et al. Effect of laparoscopic-assisted resection vs open resection of stage Ⅱ or Ⅲ rectal cancer on pathologic outcomes: the ACOSOG Z6051 randomized clinical trial [J]. JAMA, 2015, 314 (13): 1346-1355.

[2] SYLLA P, RATTNER DW, DELGADO S, et al. NOTES transanal rectal cancer resection using transanal endoscopic microsurgery and laparoscopic assistance [J]. Surg Endosc, 2010, 24 (5): 1205-1210.

[3] 陈远光,胡明,雷建,等 . 经肛内镜全直肠系膜切除治疗直肠癌 [J]. 中国内镜杂志 , 2010, 16 (12): 1261-1265.

[4] ZHANG H, ZHANG YS, JIN XW, et al. Transanal single-port laparoscopic total mesorectal excision in the treatment of rectal cancer [J]. Tech Coloproctol, 2013, 17 (1): 117-123.

[5] ROUANET P, MOURREGOT A, AZAR CC, et al. Transanal endoscopic proctectomy: an innovative procedure for difficult resection of rectal tumors in men with narrow pelvis [J]. Dis Colon Rectum, 2013, 56 (4): 408-415.

［6］ FERNÁNDEZ-HEVIA M, DELGADO S, CASTELLS A, et al. Transanal total mesorectal excision in rectal cancer: short-term outcomes in comparison with laparoscopic surgery [J]. Ann Surg, 2015, 261 (2): 221-227.

［7］ 康亮, 黄美近, 汪建平, 等. 完全经肛腔镜下全直肠系膜切除术五例 [J]. 中华胃肠外科杂志, 2014, 17 (8): 825-827.

［8］ DE LACY AM, RATTNER DW, ADELSDORFER C, et al. Transanal natural orifice transluminal endoscopic surgery (NOTES) rectal resection: "down-to-up" total mesorectal excision (TME) short-term outcomes in the first 20 cases [J]. Surg Endosc, 2013, 27 (9): 3165-3172.

［9］ dE LACY AM, TASENDE MM, DELGADO S, et al. Transanal total mesorectal excision for rectal cancer: outcomes after 140 patients [J]. J Am Coll Surg, 2015, 221 (2): 415-423.

［10］ KANG L, CHEN WH, LUO SL, et al. Transanal total mesorectal excision for rectal cancer: a preliminary report [J]. Surg Endosc, 2016, 30 (6): 2552-2562.

［11］ 邱辉忠, 肖毅, 徐徕, 等. 经肛门内镜联合腹腔镜全直肠系膜切除治疗低位直肠癌的安全性和可行性 [J]. 中华胃肠外科杂志, 2016, 19 (1): 41-44.

［12］ LARSEN SG, PFEFER F, KØRNER H. Norwegian Colorectal Cancer Group (2019) Norwegian moratorium on transanal totalmesorectal excision [J]. Br J Surg, 2019, 106 (9): 1120-1121.

［13］ HOL JC, VAN OOSTENDORP SE, TUYNMAN J, et al. Longterm oncological results after transanal total mesorectal excision for rectal carcinoma [J]. Tech Coloproctol, 2019, 23 (9): 903-911.